DIFERENTE, MAS NÃO DESIGUAL

MARIA HELENA QUINTELLA BRANDÃO VILELA

DIFERENTE, MAS NÃO DESIGUAL

A SEXUALIDADE NO DEFICIENTE INTELECTUAL.

SÃO PAULO
2016
2ª EDIÇÃO

Trilha
EDUCACIONAL

DIFERENTE, MAS NÃO DESIGUAL – A SEXUALIDADE NO DEFICIENTE INTELECTUAL

Copyright © 2016, Maria Helena Quintella Brandão Vilela,

Direitos da Edição/Impressão – Trilha Educacional Editora
Nenhuma parte desta obra pode ser reproduzida sob quaisquer meios existentes sem autorização por escrito do editor.

EDITOR   Luís Antonio Torelli
CAPA   Luyse Costa
EDITORAÇÃO   Osmane Garcia Filho

Dados Internacionais de Catalogação na Publicação (CIP)
(Câmara Brasileira do Livro, SP, Brasil)

Vilela, Maria Helena Quintella Brandão
    Diferente, mas nao desigual : a sexualidade no deficiente intelectual / Maria Helena Quintella Brandão Vilela. — 2. ed. — São Paulo : Trilha Educacional, 2016.

    Bibliografia
    ISBN 978-85-64984-04-2

    1. Deficientes intelectuais – Aspectos psicológicos 2. Deficientes intelectuais – Comportamentos sexual 3. Deficientes intelectuais – Educação sexual 4. Sexualidade I. Título.

16-05831   CDD-155.4528

Índice para catálogo sistemático:
1. Deficientes intelectuais : Comportamento sexual 155.4528

2016
Todos os direitos desta edição reservados
A TRILHA EDUCACIONAL EDITORA.

Rua Pires da Mota, 265
Aclimação – São Paulo / SP
Cep: 01529/001 – fone: (11) 3209-7495
contato@trilhaeducacional.com.br

Este livro é dedicado ao meu orientador, Prof. Dr. Cornélio Pedroso Rosenburg, que, com sua sabedoria, viabilizou reflexões que nortearam a minha visão sobre sexualidade e, em especial, sobre a sexualidade nas pessoas com deficiência intelectual.

AGRADECIMENTOS

Ao Zé Luiz, pela atenção, capacidade de ouvir e disposição para contribuir na elaboração deste livro, especialmente no capítulo referente à deficiência intelectual.

Aos meus filhos, Guilherme e Paula, que me possibilitaram pensar, aprender e contrapor as teorias de sexualidade na infância e adolescência.

Aos queridos amigos Maria Helena Naimayer Issa e Luiz Amadeu Bragante, pelas contribuições na revisão do manuscrito.

Às educadoras do Instituto Kaplan, Adriana Meire e Camila G. Macedo pelas contribuições na atualização do livro para essa edição.

Aos adolescentes especiais com quem convivi e aprendi a reconhecer que:

"Cada ser, em si, carrega o dom de ser capaz, de ser feliz..."
(Almir Sater/Renato Teixeira)

SUMÁRIO

Prefácio 11
Introdução 13

1. **SEXUALIDADE: UMA ABORDAGEM MAIS AMPLA** 17
   Os três pilares da sexualidade 18
   Os conflitos se acentuam no deficiente 20

2. **DEFICIÊNCIA INTELECTUAL: UM MERGULHO NO PROBLEMA** 23
   Definições mais aceitas 25
   A deficiência intelectual profunda 26
   A deficiência intelectual grave 27
   A deficiência intelectual moderada 28
   A deficiência intelectual leve 29

3. **INFÂNCIA: A CONSTRUÇÃO DA SEXUALIDADE** 32
   A formação do vínculo afetivo 33
   A grande fonte de prazer do bebê 35
   A tumultuada adaptação à deficiência 36
   A hora da separação 38
   Aprendendo regras sociais 41
   A importância dos limites 43
   A descoberta dos genitais 45

Encontrando o prazer no corpo 46
Identidade sexual em formação..................................... 48
Energia voltada para os estudos 51
Experiências de socialização 54
A chegada da puberdade 56
Crises da adolescência 58
A aquisição da identidade sexual 60

4. DESAFIOS: COMO AGIR EM FACE DAS MANIFESTAÇÕES SEXUAIS . 62
O papel do educador sexual.. 63
Informações que podem ajudar..................................... 63
Higiene e cuidados pessoais.. 66
Jogos sexuais.. 68
Masturbação... 71
Namoro e casamento 74
Gravidez e contracepção 79
Abuso sexual, incesto e estupro.................................... 83
Assédio de deficientes intelectuais 86

Palavras Finais 89
Bibliografia.. 91

PREFÁCIO

EMBORA MUITO SE TENHA FALADO SOBRE SEXUALIDADE NESSES últimos vinte anos, nossa sociedade continua extremamente conservadora nessa área. Sexo ainda é um mito, mesmo para os adultos "saudáveis". O que dirá, então, para os indivíduos que fazem parte de minorias!? Estes são alvo dos mais diversos preconceitos. Parece até absurdo imaginar uma pessoa com deficiência intelectual como um ser sexualizado. Se grande parte das pessoas apresenta ainda uma dificuldade enorme para aceitar a própria sexualidade, como reconhecer a da pessoa com deficiência intelectual?

O fato é que perguntas como essa não podem mais ficar sem respostas. Vivemos um momento de profunda transformação. As ideias errôneas que por muito tempo nortearam o comportamento dos indivíduos estão sendo questionadas. Todas as pessoas, marginalizadas ou não, começam a reivindicar o direito de ter prazer e levar uma vida saudável dentro de suas possibilidades.

Nesse sentido, este livro é bastante oportuno. Corajoso, ele afronta os preconceitos. E encoraja o leitor a fazer isso também. Mostra, sim, que é possível encontrar sexualidade no indivíduo com deficiência intelectual. Mais do que as limitações impostas pelo comprometimento intelectual, o que muitas vezes o impede de exercer esse atributo da espécie humana é a falta de compreensão de suas reais necessidades aliada ao peso dos estereótipos, que restringem suas experiências vivenciais e sua atuação social.

Ao reprimir as primeiras manifestações sexuais da pessoa com deficiência intelectual, os responsáveis por seus cuidados não só contribuem para dessexualizá-lo e torná-lo mais agressivo e angustiado, mas também limitam suas possibilidades como ser humano. Em outras palavras, condenam o indivíduo ao isolamento, à marginalização.

Afinal, sexualidade não se resume ao ato sexual. Está associada ao desenvolvimento da afetividade, à capacidade de entrar em contato consigo mesmo e com o outro, elementos fundamentais para a construção da autoestima e o bem-estar.

Sendo assim, o deficiente intelectual não se masturba porque é deficiente, mas porque é um ser humano. Como qualquer pessoa, ele tem necessidade de entrar em contato com seus sentimentos e exprimir algo inerente à vida. O que talvez lhe falte é um pouco de discernimento dos critérios que a sociedade impõe para disciplinar esses contatos.

A família não precisa temer que esse indivíduo arrume uma namorada ou que manifeste sua afetividade, mesmo que no plano da fantasia. E que mal faz isso? A fantasia é um ingrediente fundamental da sexualidade. Por que não deixá-lo sonhar?

Muita tinta e papel já foram gastos tentando entender o sexo como fator de equilíbrio e sustentação do ser humano. Agora é hora de gastar tinta e papel com as minorias. Sair fora desse mundo "normal" e ousar falar dos marginalizados.

Maria Helena Quintella Brandão Vilela aceitou esse desafio. E venceu a aridez do tema, abordando a questão de maneira didática e, sobretudo, otimista. Com sensibilidade e um sólido conhecimento de quem não apenas estudou o tema, mas também trabalhou junto a essa parcela da população. Ela convida pais e educadores a fazerem uma revisão na sua postura e a se desvencilharem do modelo extremamente repressor a que muitos estão aprisionados. Procura auxiliá-los diante de situações práticas. E deixa no ar uma certeza: ao se libertar de tanta discriminação, a pessoa com deficiência intelectual pode finalmente ter sua identidade reconhecida, sentir-se valorizado como ser humano e vir a exprimir sua sexualidade de formas variadas, até mesmo por meio de uma maior participação social.

Moacir Costa

INTRODUÇÃO

MITOS PARA UNS, DRAMÁTICA REALIDADE PARA OUTROS, A SEXUA-
lidade nas pessoas com deficiência intelectual é um fato, ainda pouco estudado, que gera grandes conflitos, tanto para o deficiente como para sua família e os profissionais que atuam na sua habilitação. E não era de esperar que fosse diferente. Pelo menos, não na nossa cultura, na qual a deficiência representa o que é incontrolável e inesperado. Portanto, ameaça e desorganiza as bases existenciais do outro, do "não deficiente".

Assim sendo, a sociedade incorpora a diferença, a deficiência, como sujeito em si mesma, sem levar em conta que, antes de tudo, trata-se de serem humanos. Mas como lidar com esses indivíduos? Como aceitar que o ser humano pode não ser perfeito? E, sobretudo, como admitir que esse ser imperfeito possa ser sexuado?

Acontece que as pessoas com deficiência intelectual são passíveis de desenvolver atributos de sua espécie e buscar a satisfação de suas necessidades básicas como qualquer outro ser humano. A sexualidade é uma dessas necessidades. Porém, com um agravante: os mecanismos fisiológicos de resolução muitas vezes contrariam normas estabelecidas em nossa sociedade. E, como seres sociais, temos de aprender a resolver esse conflito, adequando nossos impulsos às regras vigentes.

Nessa dualidade reside o desafio da orientação sexual para pessoas com deficiência intelectual. Do ponto de vista físico e biológico, não apresentam, de forma geral, comprometimentos na área sexual. O que já não acontece em relação ao contexto social e aos aspectos psicoemocionais. A diminuição da capacidade intelectual e adaptativa certamente afeta a forma como vivenciam sua sexualidade.

A maioria das pessoas carrega uma ideia padronizada da sexualidade e espera, inutilmente, que os outros correspondam e se ajustem ao seu modelo do que é viver sexualmente feliz. Porém, ninguém é igual a ninguém, inclusive no âmbito sexual. O grande erro dos profissionais que trabalham com o deficiente intelectual é usar como referencial suas próprias expectativas para solucionar questões dessa natureza, sem levar em conta que a sexualidade no deficiente se desenvolve em contextos diversos, a partir de experiências distintas. Essa atitude dá imagem a interpretações errôneas do seu comportamento sexual em função do que se supõe que seja seu desejo. A melhor maneira de lidar com o deficiente é despir-se dos próprios preconceitos.

Isso não é nada fácil. Ainda mais para os pais. Ter um filho nos obriga a reviver constantemente nossa história. No campo da sexualidade, trazemos conosco dificuldades pessoais em função de valores, mitos e estereótipos que tornam desagradável este reviver e nos impedem de atuar com a tranquilidade e o desembaraço adequados, em face das necessidades de ordem sexual destes indivíduos.

Quando iniciei o trabalho como orientadora sexual em escolas especiais de São Paulo, pude experienciar de perto a dificuldade de lidar com interesses diferentes sobre uma mesma situação. Naquele momento, a minha expectativa era de ajudá-los a desfrutar uma sexualidade mais ampla, envolvendo um relacionamento afetivo. Qual não foi minha surpresa ao descobrir que mesmo na esfera mais privada, como a do simples toque, a sexualidade lhes era negada. Eles nem conseguiriam identificar direito seus sentimentos.

O acesso às circunstâncias de vida dessas pessoas e a constatação de quanto o seu comportamento sexual cria situações de confronto no aspecto pessoal e na relação com os pares, a instituição e os familiares despertaram em mim o desejo de escrever este livro. A finalidade é ajudar parentes e profissionais a enfrentar esses eventos constrangedores, de forma apropriada. E, mais do que isso: colaborar para o surgimento de um ambiente que favoreça o desenvolvimento das potencialidades desses indivíduos e sua integração social. Acredito que respeitando e compreendendo a sexualidade no deficiente intelectual poderemos evitar o agravamento das suas limitações.

Minha abordagem mudou completamente: o que me guia não é mais a minha expectativa. É a deles. Procuro detectar seus interesses e atuar de forma útil ao seu desenvolvimento. Hoje, luto pelo direito do deficiente intelectual à sexualidade. Pois, ao contrário do que se imagina, ela não é nociva. Trata-se de um atributo que, bem trabalhado, pode contribuir para uma melhoria da sua qualidade de vida.

1
SEXUALIDADE: UMA ABORDAGEM MAIS AMPLA

Luiz nasceu com deficiência intelectual. Quando surgiram os primeiros sintomas do problema, sua família buscou vários tipos de tratamento. Uma das recomendações médicas foi de que seus pais deveriam ser totalmente permissivos em relação ao filho, exceto nos aspectos envolvendo a sua sexualidade. Em outras palavras, a orientação era: "Ele pode fazer de tudo. A única coisa que vocês não podem deixar é que a sexualidade dele aflore". Resultado: o tudo virou nada! Luiz não recebeu carinho, não foi acariciado e não se socializou porque os pais temiam que esses contatos pudessem despertar seus instintos, contrariando a única proibição feita. Hoje, aos 28 anos, este rapaz tem a sexualidade literalmente "à flor da pele". Qualquer toque, por mais inocente que seja, qualquer menção de fatos ou palavras que tenham alguma conotação sexual desencadeiam nele uma excitação incontrolável.

QUANDO SE FALA DE SEXUALIDADE, PRESSUPÕE-SE INTIMIDADE, UMA vez que ela está estreitamente ligada às relações afetivas. A sexualidade é um atributo de todo ser humano. Mas, para ser compreendida, não se pode separá-la do indivíduo como um todo. Ela é parte integrante e intercomunicante de uma pessoa consigo mesma e com os outros. Portanto, é muito mais do que simplesmente ter um corpo desenvolvido ou em desenvolvimento, apto para procriar e apresentar desejos sexuais. Trata-se, também, de uma forma peculiar que cada indivíduo desenvolve e estabelece para viver suas relações pessoais e interpessoais a partir do seu papel sexual. Daí, podemos afirmar que a sexualidade é um instrumento relacional importante, embora não seja o único.

Nos últimos vinte anos, tem-se falado muito no assunto. Diversas teorias foram criadas, vários estudos realizados e o tema conquistou um espaço fantástico nos jornais e revistas. No entanto, toda essa publicidade ocasiona, muitas vezes, uma idealização da vida sexual, dando a falsa impressão de que existe uma fórmula única de viver plenamente a sexualidade. Ou seja, um padrão sexual. Um modelo estruturado ao qual todos os indivíduos devem se adaptar. E, desse modo, inverte-se o ritmo natural das coisas. A sexualidade existe para servir ao indivíduo e não o contrário, o indivíduo para viver a serviço da sexualidade. Até parece que ela é o seu objetivo de vida e não uma consequência natural do seu desenvolvimento como ser humano.

A nossa cultura tem uma tendência a reduzir a sexualidade à sua função reprodutiva e genital, sem levar em conta a importância dos sentimentos e emoções decorrentes do processo educacional e vivencial do indivíduo na vida sexual. O fato é que cada um pode viver muito bem, e plenamente, de acordo com o que suas circunstâncias lhe permitem. Sem dúvida, as pessoas que puderam ter mais experiências de vida e ampliar seus conhecimentos alcançam uma riqueza maior nas suas relações. Mas isso não significa que sejam mais ou menos felizes sexualmente do que outros que não tiveram as mesmas oportunidades.

OS TRÊS PILARES DA SEXUALIDADE

Vista como um instrumento relacional importante, a sexualidade fundamenta-se nos aspectos biopsicossociais de cada indivíduo. Assim, ela é construída a partir de três elementos primordiais: o potencial biológico, o processo de socialização e a capacidade psicoemocional. O saldo da dinâmica entre esses pilares é, inevitavelmente, conflitos. Para entender a natureza desses conflitos, é preciso ter em mente que existem duas forças antagônicas: de um lado, temos necessidade sexual básica, cujos mecanismos fisiológicos de resolução nem sempre coincidem com as normas vigentes em nossa cultura; de outro, há o fato de que, como seres sociais que somos, temos de nos adaptar às regras de convivência.

Duas estruturas mentais importantes nos ajudam a lidar com esses conflitos: o funcionamento intelectual e a capacidade adaptativa. Ambos são responsáveis pela aprendizagem dos códigos de comportamentos sociais e pela incorporação dos valores embutidos neles. Além disso, possibilitam ao ser humano a utilização de mecanismos compensatórios que favorecem e estimulam a adaptação, como o lazer, as relações sociais, o investimento pessoal e profissional e, sobretudo, as experiências com relacionamentos afetivos, as quais nos permitem usufruir uma sexualidade mais ampla.

No deficiente intelectual, esse quadro se complica um pouco. Tudo leva a crer que as razões não são de ordem biológica. Os estudos indicam que as estruturas límbicas do sistema nervoso são preservadas no deficiente intelectual. E que sua conformação anatômica e os processos fisiológicos, bem como o desenvolvimento dos caracteres sexuais primários e secundários, a produção hormonal masculina e feminina, a menarca (primeira menstruação) ou semenarca (primeira ejaculação), além dos impulsos biológicos, acontecem como em qualquer ser humano.

Não existem relatos na literatura médica que apontem diferenças significativas entre os deficientes e os indivíduos normais quanto ao potencial biológico, a ponto de comprometer seu desenvolvimento sexual, a não ser na ocorrência de certas síndromes. Na síndrome de Down, por exemplo, há diferenças quanto à função reprodutiva em ambos os sexos. No caso das mulheres, a fertilidade diminui porque algumas não apresentam sinais de ovulação, enquanto outras possuem variações na ovulação. No sexo masculino, a infertilidade é comprovada, embora a sua causa ainda seja motivo de estudos e controvérsias. Muitas pesquisas têm constatado que os meninos com essa síndrome apresentam uma quantidade reduzida ou mesmo ausência de espermatozoides.

Vamos encontrar diferenças no desenvolvimento sexual do deficiente intelectual com relação aos aspectos ligados à capacidade cognitiva e à capacidade adaptativa. Esta última é entendida, segundo a definição da Associação Americana de Deficiência Intelectual e de Desenvolvimento (AAIDD), como "a capacidade de realizar padrões de independência pessoal e de responsabilidade social esperados para seu grupo cultural e etário". No caso das pessoas com deficiência intelectual, tanto uma quanto a outra capacidade estão comprometidas de acordo com o seu comprometimento intelectual. Em decorrência disso, elas têm uma menor compreensão dos códigos que regem as normas sociais. Sem essa compreensão, não dá para haver estímulo para que se obedeça ao código e fica mais difícil adotar um comportamento aceitável pela sociedade.

Quando o deficiente está com fome, por exemplo, ele pode, em virtude do seu comprometimento intelectual, querer comer de modo que aquela sensação desagradável desapareça o mais rápido possível. Nem sempre ele consegue articular a necessidade de comer com o comportamento necessário para isso. Além do que, encontra dificuldade, tanto em termos intelectuais como no que diz respeito à destreza, para realizar certas atividades que crianças da mesma idade executam sem maiores problemas.

Tudo isso exige, por parte de quem cuida dele, uma maior assistência para desenvolver a aprendizagem de conduta exigida por seu meio social. É possível que ele leve mais tempo do que as outras crianças para assimilar essas regras e muito provavelmente isso aconteça numa idade mais avançada.

OS CONFLITOS SE ACENTUAM NO DEFICIENTE

Por se tratar de indivíduos que não correspondem de forma integral aos anseios da sociedade, eles acabam sendo discriminados, ao lado de outros que também apresentam diferenças no campo biopsicossocial, como se pertencessem a uma espécie animal diversa: a dos deficientes intelectuais, a dos cegos, a dos meninos de rua. Mas não são!

Todos são seres humanos. E, portanto, passíveis de desenvolver as necessidades inerentes à sua espécie, inclusive na área sexual. Daí se dar a intensificação do conflito sexual tanto para eles mesmos como para quem convive com eles, no seu dia a dia: estamos falando de uma necessidade básica que exige uma adequação social e que ocorre exatamente com pessoas que apresentam déficit na capacidade adaptativa. Tudo isso numa sociedade que não é nada condescendente com relação ao comportamento social e sexual dos diferentes. Creio até que acaba sendo muito mais exigente, o que não deixa de ser uma injustiça!

É importante ressaltar que o fato de ter capacidade adaptativa pouco desenvolvida e muitas vezes um funcionamento intelectual subnormal não significa, em absoluto, que eles não sejam capazes de obter uma conduta sexual compatível com as exigências pessoais e sociais. Isto varia de acordo com o grau de comprometimento mental de cada um. Porém, as características próprias da deficiência mental não são o único fator limitante dessa condição. Há uma interferência psicossexual também em relação às circunstâncias de vida do deficiente.

A sua sexualidade acaba ficando ainda mais limitada à medida que as pessoas partem do estereótipo de que ele é incapaz de aprender normas. Daí, ou não ensinam as regras ou não expõem o deficiente a situações em que ele poderia conhecê-las e ter o estímulo para desenvolvê-las. Resultado: a capacidade adaptativa desenvolve-se muito menos do que poderia. Acredito que por meio da paciência e do interesse dos pais e profissionais em possibilitar situações de convívio social, muitas das normas poderiam ser aprendidas e apreendidas por ele a partir dessas experiências.

O problema é que a visão de sexualidade predominante em nossa cultura envolve muitos tabus e preconceitos. Embora vivida, ela não é aceita. Admite-se a expressão de sua prática apenas para gente normal, casada, que quer ter filhos e pode sustentar uma família. Como o deficiente foge a esses parâmetros impostos pela sociedade, há muita resistência em aceitar que ele usufrua livremente da sua sexualidade ou mesmo em reconhecer que ele sente desejos.

O estigma de que a pessoa com deficiência não tem capacidade para aprender a se comportar acaba reforçando dois preconceitos: a sexualidade no deficiente Intelectual é mais exacerbada do que nos não portadores de deficiência; e a sexualidade nem deveria existir no deficiente, uma vez que a sua existência é encarada, por muitas pessoas leigas, como mais um comportamento patológico da deficiência intelectual.

As características da deficiência intelectual e as circunstâncias de vida de seu portador são os fatores que provavelmente desencadeiam a forma peculiar como a sexualidade e o comportamento sexual se apresentam nesses indivíduos. Essa forma diferenciada exige, tanto de nós, profissionais, quanto dos familiares, uma maior atenção às suas necessidades sexuais e também uma orientação adequada.

A falta de informação faz com que os estereótipos se perpetuem. Com isso, negam-se ao deficiente as possibilidades de desenvolver suas potencialidades e realizar a integração social. E, pior, sua qualidade de vida torna-se muito inferior ao que poderia ser. É por isso que defendo um trabalho de educação sexual com familiares e profissionais. Desfazendo todos esses mal-entendidos, as pessoas compreenderiam a sexualidade no deficiente mental não como algo excepcional, mas como um atributo da espécie, tão bom para ele quanto para qualquer outro ser humano. E, o mais importante: orientados de forma adequada e precocemente sobre os fatores que interferem de maneira negativa sobre o potencial de desenvolvimento sexual do deficiente, os pais poderiam contribuir de fato para melhorar a qualidade de vida dos seus filhos e da própria família.

2
DEFICIÊNCIA INTELECTUAL: UM MERGULHO NO PROBLEMA

Numa reunião de pais na qual se falava da importância da educação em sexualidade com pessoas com deficiência intelectual, Adolfo, de 45 anos, pai de Elias, de 17 anos, portador de um comprometimento intelectual leve, deu o seguinte depoimento: Os problemas que meu filho enfrenta com a sexualidade decorrem do fato de ele, com essa limitação, ser filho de um alto executivo de uma grande cidade. Caso eu não vivesse num contexto com tantas exigências intelectuais e sociais, talvez a deficiência do meu filho até passasse despercebida. Então, ele poderia vivenciar sua sexualidade de forma mais ampla. Quem sabe até se casar e ter filho".

OS MODELOS E TEORIAS QUE TENTAM EXPLICAR A DEFICIÊNCIA INTElectual geralmente são incompletos e inadequados. A confusão surge em função de se reduzir os indicadores que pretendem descrever o grau da deficiência intelectual em números. A maioria dos estudos utiliza testes psicométricos para determinar o grau de deficiência intelectual. Esses testes foram idealizados com o objetivo de aferir o desempenho cognitivo de uma dada população. Desse modo, são obtidos valores amostrais médios e seus desvios-padrão. O resultado do teste é denominado quociente intelectual (QI). O valor 100 é atribuído à média, e os indivíduos são classificados como tendo um QI dentro da normalidade se conseguem resultados que variam entre 80 e 120. Aqueles que se situam entre 70 e 80 entram na categoria de "limítrofes". Classificam-se como deficientes intelectuais aqueles indivíduos que apresentam QI inferior a 70. Assim, é importante enfatizar que a deficiência intelectual não é uma doença propriamente dita, e sim uma maneira de se caracterizar um baixo desempenho cognitivo.

Existem inúmeras doenças que podem levar à deficiência intelectual. Citaremos as mais frequentes, já que uma abordagem mais detalhada do tema foge ao escopo deste livro. Elas podem ser agrupadas em: alterações metabólicas, alterações cromossômicas, malformações do sistema nervoso, lesões cerebrais adquiridas e problemas relacionados a fatores socioculturais.

As **alterações metabólicas** caracterizam-se geralmente por déficits hormonais, enzimáticos ou de oxigenação, que ocasionam transtornos funcionais e danos ao sistema nervoso da criança. Como exemplos, temos as lesões decorrentes de anoxia perinatal (falta de oxigenação por ocasião do parto), a fenilcetonúria (déficit de uma enzima que implica prejuízos neurológicos e que é diagnosticada logo após o nascimento, com o "teste do pezinho") e o hipotireoidismo congênito (carência do hormônio da tireoide que, se não for tratada a tempo, conduz a uma lesão cerebral irreversível).

As **alterações cromossômicas** devem-se a erros genéticos durante a divisão celular que originam mudanças no número ou na estrutura dos cromossomos. Como são eles os responsáveis pelas informações necessárias à formação do nosso organismo, alterações cromossômicas dão origem à modificação do código genético e, portanto, a uma série de erros embriológicos. A mais frequente é a síndrome de Down, associada à trissomia do cromossomo 21 (três cromossomos em vez de dois, como seria natural).

As **malformações do sistema nervoso** são produzidas ainda na fase intrauterina, durante a formação do cérebro. Entre elas, incluem-se a microcefalia (pouco crescimento cerebral), a hidrocefalia (acúmulo anormal de líquido nos ventrículos cerebrais), quando não é tratada precocemente, e outras patologias que comprometem o sistema nervoso devido a uma falha no desenvolvimento da estrutura cerebral.

As **lesões cerebrais adquiridas** são aquelas resultantes de agressões sofridas pelo cérebro durante a vida do indivíduo, tais como: traumatismos cranianos, meningites e encefalites, obstruções arteriais ("derrames") etc.

Entre os **problemas ligados a fatores socioculturais** que podem levar à deficiência mental, encontram-se a desnutrição infantil severa e a privação de estímulos ambientais determinadas por carências sociais, econômicas e culturais.

DEFINIÇÕES MAIS ACEITAS

Segundo a American Association on Intellectual and Developmental Disabilities (AAIDD), *"a deficiência intelectual é caracterizada por limitações significativas no funcionamento intelectual e no comportamento adaptativo e se manifestando no período de desenvolvimento"*. O comportamento adaptativo é definido em termos de eficácia ou grau, mediante os quais o indivíduo realiza os padrões de independência pessoal e de responsabilidade social esperados para o seu grupo cultural e etário. O período de desenvolvimento considerado é entre o nascimento e os dezoito anos.

Em outras palavras, do ponto de vista clínico, os deficientes intelectuais apresentam uma diminuição do rendimento intelectual, associada a diferentes níveis de transtornos sensoriais, perceptivos-motores, de linguagem, do controle emocional, de adaptação em relação ao meio ambiente e, dependendo da etiologia, alterações orgânicas e na aparência física.

O atraso intelectual, tal como é entendido em termos estritamente psicométricos, revela níveis de realização comportamental atual e não implica, necessariamente, um prognóstico. Nesta perspectiva, o prognóstico está mais ligado às condições associadas a estímulos e oportunidades de tratamento ou treino do que às características inerentes à deficiência intelectual. A propósito, alguns estudos demonstram que uma faixa importante dos deficientes leves e certos indivíduos portadores de deficiência moderada são facilmente recuperados, pois correspondem a casos simples na sua origem, que podem se agravar progressivamente por falta de estruturas preventivas e interventivas adequadas.

De acordo com a teoria de Piaget, a capacidade cognitiva organiza-se por níveis, do mais simples ao mais complexo, e se traduz por períodos ou estágios de inteligência: sensório-motor, pré-operacional, operacional concreto e das operações formais. Existem indivíduos que não ascendem ao pensamento ou às operações concretas, a ponto de não atingir o nível da linguagem falada. Outros estacionam numa fase de pensamento concreto ou, com dificuldade, alcançam um nível pré-formal.

Do ponto de vista educacional, classifica-se a deficiência intelectual em: profunda, severa, moderada e leve.

A DEFICIÊNCIA INTELECTUAL PROFUNDA

As pessoas portadoras de deficiência intelectual profunda podem atingir um desenvolvimento intelectual e emocional comparável ao da idade intelectual de 1 ano. Apresentam possibilidades muito restritas no campo sensório-motor, se bem que pode ser estimulado um melhor funcionamento nesta área, sobretudo no que diz respeito à marcha e à capacidade de preensão manual.

Esses deficientes não conseguem configurar em sua totalidade uma consciência de si mesmos, vivenciando uma situação de total dependência do adulto para atendê-los em suas necessidades. Isso impossibilita ainda mais a diferenciação de si e do outro, mantendo-os num estado definitivo de simbiose.

A sua relação com o meio ambiente é pobre. E, como sua capacidade de adaptação é mínima ou nula, eles costumam manifestar sérios problemas quando há mudanças significativas no mundo que os rodeia. Existe uma necessidade marcante de segurança em um meio ambiente estável e rotineiro, para preservar sua escassa estabilidade emocional.

Na idade puberal, esses indivíduos podem ter impulsos sexuais e maior inquietude devido às mudanças hormonais e morfológicas características dessa idade cronológica. Porém, só conseguem satisfação sexual através da estimulação de seu próprio corpo. Como existe a possibilidade de desenvolverem todos os caracteres sexuais secundários, inclusive com a presença de menstruação ou produção de sêmen, é importante levar em conta, muitas vezes, a necessidade de implementação de medidas de higiene pessoal. Mesmo porque seu desenvolvimento motor ainda é discreto e eles continuam incapazes de ter autonomia para assumir seus próprios cuidados.

Os portadores de deficiência intelectual profunda não têm condições de chegar a um relacionamento sexual por decisão própria e, portanto, iniciar uma vida reprodutiva, a não ser quando são vítimas de abuso sexual.

A possibilidade de levar avante um programa de educação em sexualidade com essas pessoas é nula, pois a comunicação com elas se dar através do contato direto com o corpo, ou seja, por meio de carícias, beijos, abraços e outras expressões afetivas que identificam no seu registro emocional como prazer.

A deficiência intelectual profunda representa o que se pode chamar de situação de vida com apoio, não-autônoma. O QI desses indivíduos se situa entre 0 e 20.

A DEFICIÊNCIA INTELECTUAL GRAVE

Um desenvolvimento intelectual e emocional comparável ao da idade intelectual de, no máximo, 2 anos é o que se pode esperar de uma pessoa com deficiência intelectual grave.

Quando não possui problemas motores de causa orgânica e recebe uma estimulação adequada, consegue chegar a uma evolução que permite a marcha e a motricidade grosseira (manipulação de objetos, como talheres e copos, execução de tarefas simples). Esse indivíduo tem capacidade para adquirir hábitos elementares de alimentação, vestimenta e higiene, como o controle dos esfíncteres, e para estabelecer vias e comunicação simples, inclusive a verbal, embora de forma limitada. Mesmo sendo extremamente dependente, é possível capacitá-lo a adquirir alguns costumes que lhe garantam uma certa autonomia.

Esse deficiente tem maior consciência de si mesmo. É capaz de fazer a diferenciação do outro, ainda que de forma incompleta, e vivenciar uma relação menos simbiótica. Em geral, estabelece laços afetivos e incorpora nas suas inter-relações outros indivíduos além da mãe ou da pessoa encarregada dos seus cuidados. Consegue interagir um pouco com o meio ambiente e aceita a colocação de alguns limites. Entretanto, sua capacidade de adaptação é rudimentar, e, por isso, necessita da segurança de um meio ambiente estável.

A possibilidade de aprendizagem escolar é nula. Tudo o que se espera dessas crianças, nesse sentido, é que saibam nomear algumas partes do seu corpo.

O desenvolvimento biológico segue um trajeto parecido ao descrito na deficiência intelectual profunda. A diferença é que, na etapa puberal, as modificações físicas e hormonais encontram um organismo mais bem preparado, com possibilidades menores de complicações urinárias, respiratórias, cardíacas e/ou digestivas.

A masturbação é uma atividade sexual bastante comum nessas pessoas. Utilizam a mão ou um objeto de conteúdo afetivo para se friccionar, pois buscam satisfação através do próprio corpo, de objetos ou dos corpos daqueles a quem estão ligados afetivamente. Essas explorações lhes permitem conhecer seu corpo, como também fazer a diferenciação dos sexos, mesmo que de forma elementar. Mas isso não é suficiente para assimilar as categorias cognitivas e simbólicas dos conceitos de diferenciação sexual.

Tal qual o deficiente intelectual profundo, o portador de deficiência intelectual grave não consegue estabelecer um relacionamento sexual propriamente dito e uma vida reprodutiva, por vontade própria. E, assim como o primeiro, também pode ser vítima de abuso sexual.

As possibilidades de autoproteção são mínimas, existindo condições bastante limitadas para a aprendizagem das normas e valores sexuais familiares, e menos ainda, para a participação em programas de educação para a sexualidade.

O deficiente intelectual grave se enquadra entre os indivíduos chamados de dependentes. Seu QI varia de 21 a 35.

A DEFICIÊNCIA INTELECTUAL MODERADA

Os portadores de deficiência intelectual moderada podem alcançar um desenvolvimento intelectual e emocional comparável ao da idade de 6 ou 7 anos.

Como têm mais condições de adquirir autonomia, aprendem a se vestir e a se alimentar sem ajuda, a controlar os esfíncteres, a cultivar hábitos de higiene pessoal e a realizar tarefas da vida diária, como ordenar seus brinquedos e arrumar a mesa. Apresentam um bom desenvolvimento motor e o domínio da fala. Embora precisem de vigilância moderada, é possível ensinar-lhes ofícios como carpintaria, costura, culinária. Esses indivíduos adaptam-se à vida familiar e comunitária.

A escolaridade, nesses casos, pode chegar à equivalência da 5ª série do ensino fundamental. Segundo as etapas de Piaget, eles ultrapassam o nível pré-conceitual e adquirem rudimentos de operações concretas. No entanto, como assimilam num ritmo mais lento, necessitam de programas escolares especiais com professores capacitados.

A estimulação corporal recebida das figuras afetivas e a auto estimulação favorecem a configuração corporal e o contato com o prazer. Daí buscam a gratificação repetindo situações similares. Essa configuração é atingida em sua totalidade, assim como a diferenciação entre si mesmo e o outro, tanto no meio familiar como no social. O desenvolvimento psicossexual atravessa as etapas oral, anal e genital, permitindo a descoberta de cada zona erógena específica e do corpo como fonte de prazer.

As crianças portadoras de deficiência intelectual moderada são capazes de realizar explorações corporais e estabelecer a diferenciação anatômica entre os sexos. Através de jogos sexuais, podem elaborar e compreender os comportamentos associados aos papéis feminino e masculino e fazer identificações com pessoas ligadas afetivamente a elas.

Quando o meio familiar e social respeita a individualidade dessas crianças, elas encontram condições de entender o significado da intimidade e do respeito à intimidade dos outros. Ao mesmo tempo, o respeito assegura um avanço no seu desenvolvimento.

Na puberdade, a intensa produção de hormônios sexuais não só promove o aparecimento de caracteres sexuais secundários, acompanhados da menarca na mulher e da semenarca no homem, como também conduz à busca da satisfação sexual. Sua evolução psicossexual possibilita a escolha de parceiros (as), com quem compartilham contatos de exploração corporal, e a descoberta do corpo do outro como fonte de prazer.

Todavia, como o desenvolvimento intelectual se encontra num estágio diferente, eles atingem essa gratificação através de atividades infantis específicas da etapa em que se situa o seu desenvolvimento psicossexual. Não têm consciência do real significado da relação sexual e da reprodução. Mas são capazes de desempenhar a atividade, caso sofram abusos sexuais ou sejam treinados para tanto.

Os indivíduos portadores de deficiência mental moderada são aqueles considerados treináveis e incluem a maioria das pessoas com síndrome de Down. O QI situa-se entre 36 e 50.

A DEFICIÊNCIA INTELECTUAL LEVE

A característica principal da deficiência intelectual leve é a incapacidade para resolver determinados tipos de situações-problema. Os seus portadores podem chegar a um desenvolvimento intelectual e emocional comparável ao da idade mental de 12 ou 13 anos. Eles apresentam uma deficiência discreta na área sensório-motora e dificuldades para se adaptar a situações novas. Porém, com o passar do tempo, auxiliadas por condicionamentos, essas pessoas conseguem conviver com certas rotinas, a ponto de, muitas vezes, sua deficiência apenas ser plenamente reconhecida quando ingressam na fase escolar. Aliás, em certos ambientes em que as exigências socioculturais são menores, sua deficiência intelectual pode até passar despercebida.

Em termos de escolaridade, podem conseguir concluir o ensino fundamental completo. De acordo com as etapas de Piaget, ultrapassam o nível das operações concretas e chegam aos rudimentos das operações abstratas. Isto quer dizer que podem manejar o pensamento abstrato complexo, como, por exemplo, compreender a leitura de um artigo sobre um tema do seu conhecimento. Apesar de possuírem capacidade para aprendizagem, esta se dá muito lentamente e requer programas escolares especiais, com metodologia apropriada.

De forma geral, o portador de deficiência intelectual leve demonstra aptidão para a convivência social e atividades vocacionais, conforme o grau de autonomia que puder atingir. Portanto, ainda é possível que necessite de ajuda nas dificuldades. Tarefas básicas da vida cotidiana, como alimentação, vestuário, higiene pessoal, lidar com dinheiro, locomoção, sentido de orientação e convivência familiar e comunitária, são desempenhadas por ele com razoável independência. Conduto, se não recebeu estimulação e orientação adequadas, apresenta frequentemente, instabilidade emocional e transtornos de conduta que prejudicam os vínculos pessoais.

A formação de uma consciência de si mesmo e a diferenciação do outro são preenchidas em sua totalidade. Mesmo que sejam pobres de recursos, esses deficientes sustentam suas relações interpessoais com as manifestações de afeto que são capazes de expressar. Quando crescem em ambientes que favorecem uma abertura para rumos novos e diferentes, a partir de uma boa estimulação calcada na aceitação e na confiança, evoluem de modo adequado e confiante, ainda que seja lento. Ao contrário, se os estímulos estão carregados de medo, temor, ansiedade, raiva e exigências incompatíveis com seu rendimento, isso exercerá uma influência negativa, retardando ou mesmo impedindo seu desenvolvimento.

A travessia pelas etapas evolutivas do desenvolvimento psicossexual se dá, de certa forma, sem grandes dificuldades. Possuem compreensão e consciência das possibilidades sexuais e da capacidade de atingir o prazer, manifestando-se com a intencionalidade própria adolescente.

Na puberdade, diante da incorporação de novos interesses sexuais, os jovens lançam mão da masturbação, com objetivos concretos, como o reconhecimento corporal, a fantasia de uma relação sexual e a busca de prazer. Muitas vezes, conseguem atingir a identidade sexual, obtendo uma definição na sua orientação (hetero ou homossexual). Elegem parceiros (as) com interesses afetivos e sexuais e podem não só manter relações sexuais com eles (as) como também iniciar, por vontade própria, a sua vida reprodutiva.

A deficiência intelectual leve é grosseiramente conhecida pelo termo "educável" dentro dos padrões de aprendizagem escolar. O QI de seus portadores está entre 51 e 70.

Tanto o deficiente intelectual moderado, como o leve conseguem assimilar as normas de comportamento e os valores sexuais familiares e sociais. As pessoas que possuem esses graus de incapacidade intelectual são perfeitamente capazes de participar de programas de educação para a sexualidade.

3
INFÂNCIA: A CONSTRUÇÃO DA SEXUALIDADE

Carlos, de 25 anos, deficiente intelectual, tinha o hábito de só dormir após se masturbar. Todas as noites, olhava uma revista que tivesse mulheres, mas não necessariamente nuas. Qualquer publicação feminina lhe servia de inspiração. Diante disso, seus pais chegaram à conclusão que ele devia estar precisando manter relações sexuais. Providenciaram uma prostituta e levaram o rapaz até o local do encontro. Porém, ao defrontar-se com uma mulher de carne e osso, e ainda por cima nua na sua frente, Carlos entrou em pânico. Fugiu e nunca mais quis voltar lá.

O EXERCÍCIO DA SEXUALIDADE ENVOLVE UMA DINÂMICA NA QUAL cada sujeito precisa ser aceito por alguém e aceitar alguém numa situação de intimidade. Nessa vivência do papel sexual, estamos sempre nos relacionando com uma outra pessoa no contrapapel. Portanto, a sexualidade não é fato isolado, mas moldado e expresso concretamente nas relações que o sujeito estabelece, desde a mais tenra idade, consigo mesmo e com os outros. É na infância que se inicia a longa aprendizagem dessas relações.

Até atingir a sexualidade adulta, o ser humano passa por um amplo processo de crescimento, que envolve vários estágios evolutivos. Os alicerces que compõem o seu material central estão contidos na infância: a vinculação afetiva, a identidade sexual básica como homem ou mulher, a orientação erótica primária para o mesmo sexo ou para o sexo oposto, a configuração da imagem corporal, a determinação do que excita e do que inibe sexualmente, a sensação de segurança e conforto como ser sexual, os medos e as preocupações.... No entanto, esse território tem sido muito pouco explorado. Segundo Larry & Floyd, isso se deve ao fato de que os adultos dos nossos dias ainda parecem temer uma maior aproximação com assuntos relacionados à sexualidade infantil e, assim, relutam em investigar suas verdades.

A compreensão dos estágios evolutivos do desenvolvimento psicossexual do ser humano se torna muito mais obscura quando esse ser humano é portador de uma deficiência intelectual. A literatura a esse respeito é absolutamente escassa. Portanto, estamos diante de um terreno incógnito!

Considerando a sexualidade apenas do ponto de vista biológico, podemos usar como referencial a idade cronológica para identificar o estágio de evolução física das pessoas com deficiência intelectual. Porém, a forma como expressam seus impulsos e encontram o prazer sexual não pode ser determinada pelas mesmas estruturas conceituais que se aplicam às pessoas sem deficiência. O adulto corre o risco de se equivocar ao interpretar os jogos de exploração sexual, caso não leve em conta os diversos estágios evolutivos nos quais se pode encontrar o deficiente intelectual. A falta de informação dá margem a condutas extremas, como acreditar que são assexuados ou que sua sexualidade se processa tal qual nas pessoas ditas normais. Esses extremos me incomodam.

O que proponho neste capítulo é fazer uma reflexão por meio do contraponto entre o desenvolvimento psicossexual e os fatores decorrentes da deficiência e das circunstâncias específicas que envolvem a vida da pessoa com deficiência intelectual. Não tenho a pretensão de determinar verdades, pois elas são extremamente relativas, mas de compreender o processo que dificulta a aquisição dos estágios sexuais equivalentes ao seu grupo etário.

A FORMAÇÃO DO VÍNCULO AFETIVO

Cada ser humano já vem ao mundo com uma série de encargos. De modo geral, podemos dizer que junto com cada recém-nascido, além do bebê real, aquele que ele é de fato, nascem, pelo menos, mais dois bebês: o imaginado pela mãe e o sonhado pelo pai. Mesmo que na gravidez a maioria dos casais só admita uma única expectativa, que seu filho nasça perfeito e com saúde, os pais alimentam várias outras expectativas, até inconscientemente, fruto dos seus desejos e identificações. E é justamente essa fantasia de amor pelo bebê que vai auxiliar a mãe a suportar as exigências do recém-nascido. À medida que a criança vai crescendo, os pais vão contrapondo o bebê real, que está ali na sua frente, com os dois bebês imaginados. E, a partir das frustrações ocasionadas pelo confronto, os bebês imaginados podem vir ou não a desaparecer.

Ao nascer, o bebê possui o sistema neurológico imaturo, o que o torna extremamente dependente e vulnerável. É imprescindível à sua sobrevivência que alguém o alimente, mantenha sua temperatura corporal, cuide de sua higiene, promova tranquilidade, segurança e aconchego. Geralmente, essas necessidades básicas de um recém-nascido são satisfeitas pela mãe. Por isso, quando utilizo a palavra "mãe", na verdade estou me referindo a quem cuida da criança. Essa atenção transforma a mãe em figura de apego permanente. Ela funciona para o recém-nascido como se fosse uma extensão dele. Nessa etapa, a criança não discrimina sua pessoa da pessoa da mãe.

Em seu livro *Tocar – O significado humano da pele*, Ashley Montagu ressalta que o fato de a mãe segurar o filho no colo e aconchegá-lo tem um papel eficiente e importante no subsequente desenvolvimento sexual da criança. "A mãe que ama o seu filho envolve-o com seus braços. Puxa-o para perto de si num abraço apertado e, seja qual for seu sexo, é isto que, quando forem adultos, desejarão e serão capazes de fazer com os seres que vierem a amar", escreve o autor. Essa conduta materna vai propiciar a consolidação da imagem corporal, o estabelecimento de zonas erógenas e uma aproximação entre mãe e filho chamada de vinculação afetiva.

O vínculo afetivo é necessário ao pleno desenvolvimento das potencialidades do ser humano. Para se tornar uma pessoa autônoma e desenvolver sua individualidade, o recém-nascido precisa estabelecer uma relação afetiva, íntima e contínua com a mãe. É através desse contato que a criança experimenta as emoções e sentimentos associados às sensações de prazer e desprazer.

A GRANDE FONTE DE PRAZER DO BEBÊ

Durante o primeiro ano de vida, o prazer está unido à estimulação e à riqueza de sensações da mucosa da cavidade bucal e dos lábios. A sexualidade infantil, na visão de Sigmund Freud, é autoerótica. Isso quer dizer que a criança encontra satisfação no seu próprio corpo, sem direcioná-la para outra pessoa. Algumas reações dos órgãos genitais podem estar presentes e muitas vezes vir acompanhadas de sensações prazerosas. Os meninos recém-nascidos apresentam ereções reflexas, dando indícios de que seus órgãos genitais estão reagindo fisiologicamente. As meninas têm ereções do clitóris e lubrificação vaginal, que são pouco perceptíveis em função das características anatômicas de seus genitais. Apesar disso, a manifestação sexual infantil característica dessa fase é a sucção.

Instintivamente, por uma questão de sobrevivência e para escapar ao desconforto ocasionado pela fome ou sede, a criança solicita atenção através da sua linguagem própria, que é o choro. Ao ser atendida, ela descobre o prazer que a sucção proporciona. O alimento, o leite materno ou de mamadeira, morninho, desliza pelo seu aparelho digestivo, aliviando a dor causada pela fome. O interessante é que, além de matar a fome, o ato de amamentar envolve o aconchego e o calor do colo materno, a conversa e a troca de olhares. Tudo isso cria uma situação extremamente prazerosa para o bebê e transforma a região oral numa grande fonte de prazer.

Nessa interação, segundo Erick Erickson, se estabelece uma dinâmica na qual a criança aprende a regular o seu sistema orgânico de acordo com a forma como a mãe organiza e integra seus métodos de cuidado infantil. Há uma regulação mútua com a mãe, que lhe permite desenvolver e coordenar seus meios de obter ajuda, à medida que ela desenvolve e coordena seus meios de oferecê-la. A forma como a mãe atende as solicitações do recém-nascido é bastante variável. Algumas, mal a criança chora, já correm a atendê-la. Outras demoram mais, deixando a criança chorar o suficiente para convencê-la da sua necessidade e conseguir o que quer. Há mães que nem esperam o filho chorar, pois acham que já é hora de atendê-lo. Enfim, nessa interação, o bebê vai aprendendo a pedir e a dar e, consequentemente, a se relacionar.

Por meio dessa relação com a mãe, a criança vai adquirindo confiança em si e nos outros. Uma atitude coerente, contínua e rotineira na forma de atendê-la favorece a aquisição da confiança e demonstra, também, para o bebê, o valor que tem para seus pais. Isso é importante porque a criança se valoriza da mesma forma que a valorizam durante os primeiros anos de vida. Essa é o principio da autoestima descrito por Erick Erickson.

Como fica a formação dessa vinculação afetiva, da confiança e da autoestima, quando o bebê nasce com alguma complicação de natureza hereditária, por acidentes genéticos ou por questões ligadas ao parto? A deficiência ameaça e desorganiza porque ela representa aquilo que foge ao esperado, ao simétrico, ao perfeito. Os pais iniciam sua caminhada junto ao filho abalados. O evento causa dupla comoção no casal: por um lado, existe a preocupação com a saúde de seu filho; por outro, uma frustração imediata das expectativas dos pais. Pois um bebê nunca nasce sozinho. Junto com ele, nascem também as expectativas, ilusões e fantasias dos pais e do restante da família. Até o irmão nutre as suas, imaginando que vai ter um amiguinho com quem brincar. Depois fica surpreso, ao ver aquele bebê que só dorme, chora e mama, nada parecido com o que ele esperava.

A TUMULTUADA ADAPTAÇÃO À DEFICIÊNCIA

Quando nasce uma criança com problemas, as chances de os bebês imaginados pelos pais sobreviverem são mínimas. A deficiência, e principalmente a intelectual, mata o filho idealizado. Afinal, na nossa expectativa durante a gravidez só cabe uma possibilidade: que a criança seja normal. Mais rapidamente que os outros pais, estes têm de se defrontar com o bebê real. A deficiência explicita mais cedo a limitação dos filhos em atender às expectativas paternas. Para aumentar ainda mais a tristeza e a desilusão, o futuro que se apresenta aos pais é quase sempre incógnito e sombrio, bem diferente daquele que sonharam. Jamais se cogita que a criança com deficiência intelectual é um ser humano com possibilidades de ser feliz. Tudo isso acaba interferindo na formação do vínculo afetivo entre o bebê e a pessoa que se encarrega dos seus cuidados.

Muitas vezes, há necessidade de hospitalização, surgindo mais uma interferência na vinculação afetiva. Em vez de carinho, aconchego e tranquilidade, o bebê recebe indiferença. Fica num berçário, no qual é manipulado por pessoas estranhas que se esforçam para não se envolver emocionalmente com recém-nascidos (do contrário, sofreriam cada vez que um deles fosse para casa), e muitas vezes é obrigado a se submeter a procedimentos desagradáveis, quando não, dolorosos.

Não quero dizer com isso que esses acontecimentos sejam irremediáveis para o bebê, mas que essa criança é mais vulnerável e vai exigir maiores cuidados de pessoas ligadas afetivamente a ela para acalmar seus temores provocados por esses desconfortos iniciais, que tumultuaram sua chegada ao mundo. Ao deixar o hospital, ela precisa recuperar a calma e adquirir confiança nos adultos. Geralmente é a mãe quem assume esse encargo, pois ela é mais consciente do drama pelo qual a criança está passando e mais sensível em face de qualquer coisa que ameace essa vida surgida dela. Tudo o que atinge o bebê a agride pessoalmente. Portanto, ela acaba sendo a pessoa mais tocada quando há um filho deficiente.

O contato com a realidade – a imagem de uma criança que é diferente – mexe com a vaidade dos pais. Consequentemente, pode haver um desinteresse no processo de identificação e uma parada naquelas buscas tão comuns de encontrar as semelhanças do bebê (a mão é igual à do pai; os olhos são da mãe etc.). O que ressalta, agora são as diferenças, o estranho, o desigual. Porque para os pais causa um incontrolável temor ver a imagem de si mesmos refletida num bebê que custam a reconhecer e amar.

A partir daí os pais têm de lidar com o conflito, pois, por outro lado, deparam com um bebê que requer muitos cuidados. De modo geral, quando o filho está doente necessita de mais atenção e de um vínculo afetivo forte para se tranquilizar. Podemos observar isso quando, por exemplo, a criança tem febre. Ela se torna a prioridade. A mãe quase sempre, e o pai, mais moderadamente, desmarcam todos os compromissos para ficar perto dela e atender suas solicitações. No caso da deficiência da criança, os pais parecem viver uma situação adversa. Para enfrentar esse quadro, eles contam apenas com duas alternativas: lidar com a realidade ou usar mecanismos de defesa para suportá-la.

De acordo com Ligia Assumpção Amaral, na nossa sociedade a atitude mais adotada é a utilização de mecanismos de defesa. Dentre eles, o escolhido geralmente é a fuga. Em termos psicológicos, ela acontece pela rejeição, que pode estar mascarada de três formas distintas: o abandono (explícito – quando há institucionalização da criança; ou implícito – quando, embora possível, não se investe amor, energia, dedicação nem tempo para superar ou abrandar as limitações), a superproteção e a negação. Esses mecanismos de defesa bloqueiam as possibilidades reais de a criança se desenvolver, como se fossem uma cortina de fumaça.

Como fica a construção do vínculo afetivo nessa situação? Qual a qualidade do vínculo que acontece dentro de um contexto ambíguo e, de alguma forma, abalado? Ou será que tudo vai depender da estrutura de cada casal e dos motivos que o levaram a ter um filho?

A teoria de Erick Erickson diz que "a criança aprende a existir no espaço e no tempo, à medida que aprende a ser um organismo no espaço e no tempo da sua cultura". E qual é a cultura vigente na nossa sociedade para as crianças diferentes? É possível que sua aprendizagem venha recheada de elementos como ansiedade, raiva, depressão, revolta, desapego emocional... A relação com os pais, mal começou a caminhar, encontra um sério obstáculo e tem de se reestruturar dentro de outros moldes. A desestruturação emocional dos pais interfere nas trocas afetivas com a criança e, no mínimo, marca pauta no seu comportamento.

O caminho para possibilitar o crescimento da criança e garantir uma melhor qualidade de vida é aquele em que os pais entram em contato com a sua dor, a tristeza e a realidade da deficiência. Segundo Ligia Amaral, embora esse caminho seja impregnado de indescritível sofrimento, ele permite o impulso para a vida, assim como o pé que, tocando o fundo do poço, obtém o impulso necessário para que a pessoa possa voltar à tona e respirar o ar da superfície.

A HORA DA SEPARAÇÃO

Por volta dos seis meses, quando os dentes começam a aparecer, o bebê utiliza esse novo recurso para se agarrar com mais afinco à mãe e como forma de expressar agressividade, contestar. É um jeito primário de começar a dominar o que acontece à sua volta. Nesta etapa, a criança une prazer e agressão, sentimentos que permeiam todo o desenvolvimento psicossexual.

INFÂNCIA: A CONSTRUÇÃO DA SEXUALIDADE

Entre os oito e os onze meses, o bebê completa a unificação corporal através da visualização da sua imagem refletida no espelho. É frequente observarmos suas manifestações de alegria pelo descobrimento do "outro" através do espelho. Nesse período, ele começa a fazer distinção entre o seu próprio comportamento e as atividades de outras pessoas. Aquela relação simbiótica que vivia até então com a mãe aos poucos vai dando lugar a um outro tipo de relacionamento, no qual a criança exige exclusividade. Agora, ela é capaz de fazer discriminações de rostos, vozes e sons de pessoas do seu convívio diário. As diversas trocas que experimenta possibilitarão a aprendizagem de formas de comunicação, além de fortalecer a confiança nas suas figuras afetivas, para poder enfrentar adequadamente as frustrações. Nessa fase, ela vivencia o prazer da presença e a dor da separação.

Alguns estudos têm mostrado que as reações emocionais da criança, diante de uma situação de separação da figura de apego, seguem uma sequência mais ou menos constante. Na iminência da separação, ela reage com ansiedade. Durante o primeiro estágio, o do protesto, fica muito perturbada. Ao ver a mãe sair, o bebê chora intensamente e tenta acompanhá-la. Dá a impressão de que tem medo de que sua mãe deixe de existir. Se, nessa hora, a mãe respira fundo e vai fazer o que precisa, apesar da manifestação da criança, inicia-se o segundo estágio, o do desespero, em que a criança percebe que a mãe não vai voltar. Pode se tornar retraída, não demonstrar nenhum interesse pelas atividades, choramingar de vez em quando e regredir para um comportamento mais imaturo.

Se a separação continua, a criança entra num estágio de desprendimento, no qual pode retomar aos poucos algumas de suas atividades normais. Assim, vai digerindo emocionalmente a perda e tendo o aprendizado da separação. O afastamento momentâneo da figura materna faz com que ela tenha de lidar com a frustração. E mais: a criança tanto descobre que o fato de um objeto ou uma pessoa não estarem à vista não significa que deixaram de existir, como também que é capaz de influenciar o comportamento dos outros com suas próprias ações. Todo esse processo é compensado com o retorno da mãe, que a leva a sentir-se gratificada ao desfrutar da alegria do reencontro.

A angústia da separação e do contato com pessoas estranhas parece mais intensa no final do primeiro ano de vida. Porém, quando compreende que o estranho não constitui uma ameaça e que a separação será apenas momentânea, aos poucos a criança vai deixando de reagir com tanta intensidade. Pode-se observar que, quanto mais agradáveis forem as experiências com outras pessoas, menos violentamente a criança irá se manifestar diante de situações novas.

Se a mãe fica penalizada e cede à tentação do choro, desistindo de sair, por exemplo, ela estará adiando essa experiência inevitável para o processo de crescimento emocional da criança. Mas talvez o pior seja quando a mãe adota uma conduta incoerente, às vezes indo embora, outras, ficando. Atitudes coerentes em face de eventos que geram frustração na criança tornam a situação menos dolorosa para ela lidar.

É óbvio que nesse processo a mãe também tem de enfrentar desafios. Nem sempre é fácil resistir aos apelos do filho. Muitas vezes, ela acaba transmitindo a ele seu sentimento de ambivalência, o que pode ocasionar ainda mais insegurança. Um exemplo que caracteriza essa situação é quando há necessidade de colocar a criança num berçário ou escolinha. A mãe que não consegue confiar os cuidados de seu filho a outra pessoa deixa transparecer suas dúvidas e, geralmente, são essas crianças que demonstram maior dificuldade de aceitação em ficar na escola.

A experiência com separações momentâneas e periódicas pode ser diferenciada ou mesmo tortuosa quando se trata de uma criança com deficiência intelectual. Para alguns, que ainda não foram capazes de fazer a discriminação entre a mãe e outras pessoas que os circundam, não chega a ser percebida. Simplesmente, eles transferem o processo simbiótico para quem estiver assumindo seus cuidados. Outros podem encontrar mais dificuldades, porque, apesar de serem capazes de fazer a diferenciação de si mesmos como pessoas independentes da mãe, de forma rudimentar, têm ainda a forte impressão de que tudo que sai do seu campo visual deixa de existir.

E há, também, os que vão vivenciar essa etapa da mesma forma que as outras crianças, desde que lhes seja dada a oportunidade. Para esses, o problema maior está focalizado na dinâmica da sua relação com a mãe. Pode ser bem mais difícil para a mãe de uma criança que exige ou exigiu uma atenção especial confiar seu filho aos cuidados de outras pessoas: será que terão jeito e paciência para atender bem todas as suas necessidades?

Não raro, encontramos também mães que veem nessa situação de separação a oportunidade de se livrar do encargo, atrasando ou adiando o mais que podem o reencontro. Com isso a criança, independentemente de possuir uma deficiência intelectual, permanece desprendida por mais tempo, chegando a ignorar por completo o retorno da mãe e não usufruindo do prazer de reencontrá-la. É como se o ciclo não se fechasse.

A reflexão, aqui, consiste em avaliarmos a convivência destas crianças com estranhos, a formação de vínculos afetivos e a aprendizagem da separação. Será que vai ser fácil para uma criança que passou por um processo de vinculação afetiva tão tumultuado sentir-se segura diante do desconhecido e sem medo do abandono? Provavelmente, as interferências que as dificuldades do adulto em lidar com a deficiência causam ao relacionamento, somadas às próprias limitações da criança deficiente, desaceleram ainda mais o processo de desenvolvimento.

Uma das características da deficiência intelectual é a dificuldade em lidar com situações novas, que escapam à sua rotina. Questiono até que ponto essa é uma característica determinada pelo comprometimento intelectual em si e até que ponto é consequência das circunstâncias de vida, que não favorecem a inter-relação com outras pessoas e a aquisição de certa autonomia.

APRENDENDO REGRAS SOCIAIS

Em torno do segundo ano de vida, a criança vai adquirindo a capacidade de aumentar a percepção e a coordenação motora. O seu lócus amplia gradativamente. Ela consegue cada vez mais explorar o ambiente e vivenciar certas autonomias. Nessa etapa ocorre o início do processo de socialização da criança, o qual permite a aprendizagem de comportamentos e condutas aceitáveis, segundo a cultura a que pertence sua família.

De modo geral, a socialização implica uma disciplina para a aprendizagem dos valores dos seus pais. Entre os comportamentos aprendidos nesse processo, incluem-se: usar vasos sanitários, comer com o auxílio de talheres, mostrar-se amistoso, respeitar a propriedade alheia, assim como os direitos das outras pessoas. Nessa fase, as crianças adotam maneiras de expressar emoções e percebem a importância do controle de certas necessidades. Quem exerce maior influência nesse processo são os pais. Os filhos desejam ardentemente agradá-los e sentir confirmados seu amor e aprovação.

Com sua musculatura mais desenvolvida, a criança é capaz de caminhar, descobrir coisas interessantes em seu ambiente e controlar seus esfíncteres. O treino do controle da eliminação de fezes e urina constitui a característica central dessa fase. Pela primeira vez, o ser humano começa a adequar uma necessidade básica às normas sociais impostas. Nesse momento, a criança passa a enfrentar padrões educativos, e os pais, por sua vez, a vivenciar o item mais perturbador da educação infantil em nossa sociedade.

A hora de tirar as fraldas é um momento conflitivo entre pais e filhos e entre os próprios pais, uma vez que traz à tona os referenciais de disciplina do casal, além de valores com relação à higiene, ao que é feio ou bonito. A aprendizagem do uso do "peniquinho" também vai possibilitar à criança um contato com suas secreções e esse contato pode deixar marcas na sua atuação, quando adulto, em face das secreções que permeiam a vida sexual ativa.

Nessa fase, é aconselhável que os pais evitem atitudes extremas. Os adultos atribuem uma grande importância à utilização de vasos sanitários, enquanto a criança muitas vezes os desafia deixando de obedecer às suas regras, principalmente se não está suficientemente amadurecida e apta para controlar os esfíncteres, ou é incapaz de compreender o que se espera dela ou de comunicar suas necessidades fisiológicas. De acordo com Freud, quando o conflito não fica devidamente resolvido a pessoa pode se fixar no estágio anal. Ou seja, transformar-se num sujeito obcecado por limpeza, pontualidade, rotinas e regras. Alguns pesquisadores acreditam que uma experiência de treinamento exagerado, somada a outras formas restritivas de socialização, pode tornar a criança excessivamente agressiva ou tímida, e rígida demais quanto à obediência às regras.

Portanto, esse processo de aprendizagem deve acontecer de maneira gradativa. Tem-se observado que, de modo geral, quanto mais tarde se iniciar o treinamento, mais rápido e facilmente ele se dará. Desenvolve-se num contexto de baixa tensão, sem desgaste emocional por parte dos pais. A criança é simplesmente levada a imitar o comportamento correto e recompensada sempre que o fizer. O castigo e a rigidez só acentuarão o conflito. Pois, nesse momento, alguns bebês podem sentir-se ameaçados porque se espera que eles sigam muitas outras regras ao mesmo tempo.

O interessante é que nessa fase a criança começa a dominar melhor seus movimentos, explora mais os espaços e aumenta seu raio de ação. No processo de aprendizagem do controle de seus esfíncteres, percebe que também pode controlar as pessoas e o ambiente com as suas atitudes. A imposição de limites torna-se muito importante. Ela quer ser "independente"! Mas, nas suas tentativas frustradas, descobre que não é tão capaz quanto gostaria de ser. Por outro lado, seus pais direcionam de forma mais incisiva seu comportamento. Nessa briga de poder, a criança testa os pais até entender claramente onde chega o seu limite. É comum, por exemplo, numa situação de perigo em que já adquiriu noção do seu limite, ela parar antes da situação crucial ou, na dúvida, lançar um olhar para o adulto buscando confirmação se pode ir em frente ou não. Dessa forma, ela aprende até onde vai sua autonomia.

A IMPORTÂNCIA DOS LIMITES

Os pais podem reagir de três maneiras à crescente independência do filho. Alguns tornam-se superprotetores, temendo que algo possa machucar de forma irreversível o seu bebê. Outros são permissivos demais, sem estabelecer nenhum tipo de limite ou restrição. E há os que adotam uma posição de equilíbrio entre os dois extremos. A última tentativa parece ser a mais sensata. Permite que a criança explore seu potencial e teste sua liberdade.

A primeira, por ser focalizada na restrição, não permite a descoberta de potencialidades para lidar com as situações novas proporcionadas pela fase em que se encontra. Por exemplo: mal ela se aproxima de uma escada, já correm para tirá-la dali, sem ao menos tentar perceber se ela já é capaz ou não de aprender a subir e descer os degraus de forma segura. Os permissivos, por sua vez, largam o filho e deixam que aprenda tudo por si só, dificultando também seu desenvolvimento. A falta de limite pode tornar a criança medrosa ou totalmente inconveniente, aqueles "monstrinhos" que ninguém quer receber em casa. Todavia, ao obter estímulo para a aprendizagem de condutas que favoreçam sua autonomia e a percepção de suas limitações atuais, a criança sente-se bem, confiante e feliz com suas novas conquistas. Do contrário, sem apoio e oportunidade, não sabe do que é capaz, pode sentir-se fracassada e não desenvolver bem sua autoestima.

A colocação de limites exige persistência, paciência e coerência: não se deve num momento dizer "não", noutro "talvez" e, quando se está com menos paciência, dizer "sim". Para que a criança aprenda, de fato, é fundamental que se use uma linguagem clara, que ela entenda bem, e se procure manter a coerência das atitudes.

Ainda mais conflitiva e desastrosa pode se tornar a colocação de limites nas crianças com deficiência intelectual. Principalmente quando os pais têm dificuldades de enfrentar a condição de seu filho. O fato de, para essas crianças, a aprendizagem ocorrer de forma mais lenta exige um nível maior de paciência e persistência do adulto. Elas podem encontrar mais dificuldades e ter muitos insucessos no início. Vão cair, molhar as calças, derramar a comida. Com a ajuda de pessoas carinhosas, elas desenvolverão o estímulo para tentar novamente, a despeito dos erros cometidos. E, aos poucos, de acordo com suas possibilidades, aprenderão a agir por conta própria e com confiança. É importante que os pais não desistam e acreditem nelas dentro de perspectivas viáveis.

Muitas vezes, o desânimo se instala em virtude de expectativas de comportamentos distantes das possibilidades da criança. Outras vezes, por sentimento de culpa ou por se confundir o estabelecimento de limites com rejeição, lida-se com ela num contexto de total permissividade, como se a colocação de limites não tivesse importância para o deficiente intelectual. O fato é que isto é tão importante e necessário ao seu desenvolvimento quanto para as outras crianças. Só através da aprendizagem de valores e comportamentos introjetados na infância é que, futuramente, na chegada da puberdade, o ser humano será capaz de adotar atitudes sexuais compatíveis com o seu meio social.

Sem dúvida, há alguns que, em virtude do nível de comprometimento intelectual e motor, jamais serão capazes de controlar seus esfíncteres. Outros podem aprender, mesmo que em certos casos isso aconteça numa idade cronológica mais avançada. O importante é que pais e profissionais encarregados do seu cuidado criem condições que facilitem essa aprendizagem. E, o mais importante, certifiquem-se de que o deficiente está apto para tal e utilizem uma linguagem clara para que ele compreenda o que se espera que ele faça.

A possibilidade de novas conquistas e a percepção do seu nível de autonomia é um combustível indispensável ao desenvolvimento e à autoestima. O problema é que, profundamente fragilizados e temerosos demais quanto a qualquer situação que exponha o filho ao perigo, os pais geralmente assumem uma atitude superprotetora: não permitem que a criança explore espaços, restringindo ainda mais sua capacidade de adquirir uma certa autonomia.

A DESCOBERTA DOS GENITAIS

Mais independente e se movimentando de forma vigorosa, por volta dos 3 anos a criança desfruta da convivência com outras crianças e participa da vida escolar. Aos poucos, vai se dando conta do seu corpo, principalmente dos órgãos sexuais. Surgem, então, as primeiras manifestações genitais da sexualidade infantil.

Durante os dois primeiros anos de vida, seu desenvolvimento estava direcionado para a interação da maturação biológica com as formas ambientais. A partir dessa fase e, pelo menos, nos três anos subsequentes, o desenvolvimento será afetado muito mais pela autoconsciência crescente da criança. Ela começa a adquirir a capacidade de pensar simbolicamente, entrando para o estágio que Piaget denominou de pré-operatório. Agora, é capaz de imaginar um objeto ou uma experiência e usar palavras para exprimir suas ideias. Gradativamente, vai aperfeiçoando essa nova capacidade e passa a se interessar por brinquedos imitativos e imaginativos.

Para se adaptar às novas experiências, a criança precisa encaixá-las aos conhecimentos que já possui. Afinal, segundo Piaget, "o pensamento é um processo de organização de uma nova informação num conjunto de esquemas já existente". Nesse sentido, a criança com deficiência pode encontrar dificuldades em fazer seus encaixes em função do comprometimento intelectual. Se bem que, em muitos casos, vale a pena questionarmos até que ponto essa dificuldade não é acentuada pelas atitudes superprotetoras de quem o cerca.

O aprimoramento gradual da linguagem (símbolo para o raciocínio) possibilita à criança compartilhar suas ideias com outras pessoas e obter informações sobre coisas que ainda não experimentou. Essa troca amplia a aprendizagem de novas formas de comportamento que levam em conta as emoções e os desejos dos outros.

De posse desses equipamentos cognitivos, a criança entra num contato muito mais profundo consigo mesma. Por intermédio da observação, manipulação e percepção das sensações corporais, ela faz a diferenciação de si e do outro, inclusive no âmbito sexual. Toma consciência da diferença entre os sexos: descobre que as crianças que têm o "pipi" para fora são homens e as que têm o "pipi" para dentro, mulheres. É um período de investigação sexual. Daí surgirem os famosos por quês. Como se de repente a criança começasse a enxergar as coisas. Ela precisa conhecer e entender o que acontece à sua volta. Através de perguntas, vai testando as diferenças entre os sexos (homem tem barba, mulher tem seios) e demonstra interesse tanto em relação aos adultos como a outras crianças.

Centrada em si, quer saber tudo o que lhe diz respeito, especialmente como ela nasceu. Os bebês e as barrigas de mulheres grávidas exercem grande atração sobre ela, desencadeando uma série de perguntas do tipo: "Como se faz um bebê? Como ele entrou na barriga? Por onde saiu? ". As respostas devem ser dadas numa linguagem que a criança compreenda: clara, curta e convincente. Os pais precisam ter em mente que seus filhos costumam testar as respostas dadas, repetindo a mesma pergunta na frente de visitas ou parentes. Uma criança de 3 ou 4 anos ao indagar ao avô se ele tem "pipi" pode fazer os adultos morrerem de rir. A maioria vai achar engraçadinho.

O mesmo não acontece quando pergunta semelhante provém de um deficiente intelectual de 15 ou 16 anos, por exemplo. Os adultos tendem a ficar constrangidos e a achar aquilo indelicado ou grosseiro. O fato é que há pessoas com deficiência que vão atravessar essa fase numa etapa bem mais tardia de suas vidas. O corpo é adulto, mas a atitude é infantil. E, como ele possui uma aprendizagem mais lenta, é possível que venha a indagar a mesma coisa muito mais vezes do que a criança e exigir uma linguagem ainda mais clara. Neste caso, não adianta desconversar. O deficiente intelectual pode ter atitudes infantis, mas não é uma eterna criança.

ENCONTRANDO O PRAZER NO CORPO

A possibilidade de usar seu corpo e sua mente com mais eficiência acarreta na criança um excesso de energia e o desejo de explorar tanto o ambiente como

INFÂNCIA: A CONSTRUÇÃO DA SEXUALIDADE

a si mesma. Nessas investidas, ela descobre que ao tocar determinadas partes do corpo, principalmente a região genital, tem sensações prazerosas. E tudo o que lhe causa prazer ela tende a repetir. Então podem começar os episódios de masturbação, se bem que o termo não me parece apropriado para essa fase. A masturbação envolve pensamento erótico e isso a criança ainda não tem. O mais adequado seria falar apenas em manipulação dos genitais.

Em geral, a descoberta dos genitais acontece mais rápido com o menino do que com a menina, pelo simples fato de seu órgão estar mais exposto. Ele toca diretamente o "pipi", com movimentos ativos de fricção, o que desencadeia uma ereção visível. Essa atividade explícita faz com que o menino sofra recriminações e ameaças; porém, graças a ela, consegue fazer a configuração corporal, sobretudo dos genitais, e a percepção de suas regiões prazerosas.

Nas meninas, tudo ocorre de maneira mais sutil, através de brincadeiras como cavalinho, com o auxílio de uma almofada, fazendo uma coxa roçar contra a outra, ou pelo toque direto no genital. Seja como for, nada disso desencadeia uma evidência explícita de sua excitação, podendo passar muitas vezes despercebida no ambiente social.

Embora ávida de iniciativa, ao mesmo tempo a criança sabe que deve ficar atenta para não infringir as regras. Se essas regras forem muito rígidas, terá mais dificuldade para cumpri-las, experimentando, com uma certa frequência, o sentimento de culpa. Tal sentimento se instala como uma forma de punição, por não ter conseguido controlar suas ações conforme os padrões morais.

No momento em que a mãe bate na mão da criança que está se manipulando, ou reprime isso com ameaças, de acordo com o psicodramatista Victor Dias, sem querer ela está causando um dano razoavelmente sério. Segundo esse autor, a mãe impede uma experiência que é muito importante: a possibilidade de a criança entrar em contato com sua capacidade de produzir prazer. Nessa fase, que Freud designou de genital, se constrói, entre outras coisas, o alicerce de autopermissão à intimidade com o prazer genital. Quando a criança pode identificar e perceber as sensações que seu corpo é capaz de produzir, isso permite uma intimidade consigo mesma, que será importante por toda a sua vida.

Algumas queixas de falta de prazer nas relações sexuais do adulto ou de uma preocupação muito maior com o prazer do (a) parceiro (a) podem ser decorrentes de uma estrutura educacional bastante rígida nessa etapa. Afinal, como é possível alguém se relacionar com um outro corpo, independentemente de ser ou não do mesmo sexo, se este alguém não tem intimidade com o seu próprio?

No caso das pessoas com deficiência intelectual, essa fase pode ser alcançada numa idade cronológica que coincide com a chegada da puberdade. Isso tende a se tornar um fator complicador na adaptação do deficiente à sua nova condição corporal, pois é completamente diferente lidar com as curiosidades em relação ao corpo numa fase em que os caracteres sexuais secundários já estão formados e os hormônios agindo a todo o vapor. Na infância, a excitação se dispersa bem rápido. Já na adolescência, envolve a liberação de hormônios, o que requer um tempo maior para a dispersão ou uma atuação mais direta, como a masturbação.

Dependendo do seu comprometimento intelectual, o deficiente não entende muito bem as sensações e o tipo de estímulo que elas produzem. Não é raro ouvirmos os meninos perguntarem: "Por que tenho pênis? Por que está sempre ficando duro? Por que dói e incomoda?". Muitos não sabem como se manipular até o atingir o nível de resolução biológica, e quando são acometidos por essas sensações podem ficar tensos e impacientes. Outras vezes, esse fato pode criar soluções embaraçosas e constrangedoras do ponto de vista social.

IDENTIDADE SEXUAL EM FORMAÇÃO

Brincar é fundamental para o desenvolvimento da criança. Através da brincadeira, ela treina ações futuras, aprende novos papéis, ensaia como deve ser o comportamento esperado do seu sexo, elaborando as informações que foram transmitidas para ela. Quando o adulto quiser saber o que uma criança pensa sobre as coisas, basta observar suas brincadeiras. Não raramente, o contexto delas está ligado à imitação de atividades realizadas tanto pelo pai como pela mãe. E, assim, vai atravessando diversas etapas no processo de identificação sexual: no início, imita as pessoas que têm para ela grande valor afetivo. Depois, ao descobrir que é homem ou mulher, trata de repetir os comportamentos do progenitor do mesmo sexo. Fato é que, aos 3 anos, já se reconhece como menino ou menina. Se sua orientação sexual em termos de desejo será dirigida a pessoas do mesmo sexo ou do sexo oposto, isso já é uma outra história.

No início, a identificação pode ocorrer com ambos os pais. A criança adota atitudes e imita comportamentos de acordo com características que ela considera dignas do seu apreço. No período pré-escolar, entre 4 e 5 anos de idade, as crianças sentem-se estimuladas a se identificar com o progenitor do mesmo sexo. A partir do momento em que notam a semelhança sexual, percebem que as ações imitadas do pai ou da mãe, especificamente, costumam ser mais recompensadoras e, portanto, tendem a repeti-las cada vez mais.

Outro dado interessante: o garoto muitas vezes faz o possível para imitar o pai, com a expectativa não apenas de ser igual, mas de ser melhor e, assim, conseguir a atenção exclusiva da mãe. O psicodramatista José Fonseca refere-se a essa etapa, que Freud batizou de Complexo de Édipo, como fase da triangulação: a criança imita o adulto do mesmo sexo para despertar o interesse do progenitor do sexo oposto. Quando a execução dessa tarefa é muito difícil, ela se sente frustrada e inferiorizada. Se o seu ambiente é favorável, ela insiste na imitação e pode continuar competindo até obter a aprovação do comportamento.

A propósito, existe uma fase em que a competição está tão exacerbada que só se consegue algo do filho disputando com ele. Mesmo que não haja possibilidades de vitória, ele faz questão de se comparar com o adulto. Observa nele as atitudes que chamam mais a atenção e merecem elogios, e tenta fazer igual. A imitação do adulto é um treino da aprendizagem do papel sexual.

Com essas vivências, a criança incorpora aspectos de seu cotidiano que vão reforçar ou inibir a sua identificação com pessoas do mesmo sexo. Nesse processo, é importante que reconheça no pai ou na mãe que vale a pena ser desse sexo. E mais: que o progenitor do mesmo sexo seja valorizado pelo do sexo oposto. Quando isso não acontece, a criança pode inconscientemente se recusar a corresponder às expectativas peculiares ao seu gênero. Por exemplo: Carlinhos sabe que é homem, sente-se como tal, mas não desenvolve o comportamento masculino. Resultado: mais tarde, todas as vezes em que for requisitado no seu papel de homem, não saberá como agir. Então, pode entrar em pânico ou deserotizar uma situação que exija dele esse papel. A situação inversa também ocorre com a menina.

O deficiente intelectual pode ter um comportamento similar. Não porque achou que não valia a pena ser deste ou daquele sexo. Mas por falta de oportunidade ou porque seu comprometimento intelectual não permitiu que desempenhasse as mesmas tarefas realizadas pelos pais. E quando a criança não encontra semelhanças entre as suas atitudes e as do progenitor fica difícil fazer a identificação. Mais tarde, pode apresentar um sentimento de fracasso e dúvidas quanto ao seu potencial, além de desinteresse por qualquer atividade.

O fato de a criança e mesmo a pessoa com deficiência intelectual não ter incorporado seu papel sexual não quer dizer, necessariamente, que seja homossexual. Às vezes, na fase adulta, essas pessoas até direcionam a satisfação de seus desejos sexuais para pessoas do mesmo sexo, porém, isso pode ocorrer muito mais por não saberem lidar com o sexo oposto do que propriamente por uma questão de orientação sexual.

A formação da identidade sexual e a orientação dos desejos não sofrem apenas interferência de questões ligadas às pessoas do próprio sexo. Para desejar no futuro alguém do sexo oposto, é necessário que na infância cada um estabeleça vínculos de confiança com o progenitor do sexo oposto. No caso do menino, ele precisa viver experiências nas quais a figura feminina não só tenha sido valorizada como objeto de desejo de seu pai, mas também como um ser com quem vale a pena dividir sua intimidade. Do contrário, ao atingir a adolescência, ele pode ter dificuldade em desejar uma parceira. Por questões sociais, ele aprende que o homem se vincula sexualmente a uma mulher. Pode até casar e ter filhos e mesmo assim continuar achando difícil compartilhar sua intimidade, principalmente a sexual, com a esposa.

Nesse jogo de imitação e competição, a criança também tende a imitar as atitudes sexuais do adulto, sobretudo os beijos e abraços que vê na televisão. Daí a importância de alguém estar por perto para interpretar o conteúdo das imagens. Essas imitações podem acarretar preocupação e medo nos pais, que tendem a interpretá-las como uma precocidade sexual. Sem dúvida, as imagens funcionam como um estímulo; entretanto, o contexto vivenciado pela criança é isento de erotismo e mais ligado a brincadeiras. Situação semelhante pode acontecer com o deficiente intelectual, porém, com vários agravantes: dependendo das circunstâncias, ele pode ser mal interpretado, marginalizado ou mesmo tornar-se vítima de um contexto que favoreça o abuso sexual.

ENERGIA VOLTADA PARA OS ESTUDOS

Entre os 6 e 10 anos, os impulsos que fizeram a criança sonhar e jogar perdem a ênfase que vinham tendo até então e cedem lugar ao interesse na produção de coisas palpáveis e visíveis, tanto para ela como para os adultos. Assim, ela passa a aplicar sua energia na realização de metas aprovadas pelo seu meio cultural, como estudar, participar de competições esportivas etc. Esse estágio Freud chamou de período de latência, pois segundo ele, os impulsos sexuais encontram-se adormecidos. Mas isso não significa que meninos e meninas perdem o interesse na sexualidade. Agora, as conversas a respeito desse tema passam a ser mais importantes do que tocar ou pesquisar os genitais. Trata-se de um interesse mais intelectual sobre a aprendizagem de papéis de ambos os sexos.

Até então, a criança via o mundo que a cercava apenas em termos de situações imediatas e momentâneas e estava muito voltada para si mesma. Agora, menos egocêntrica, está pronta e desejosa em compartilhar obrigações e realizar coisas em conjunto. É o treino para a convivência na divisão de trabalhos e a assimilação de empreendimentos e valores culturais (atitudes, rituais e comportamentos que definem os papéis de homem e mulher) do seu meio. Por isso, Erickson considera essa fase a mais decisiva socialmente.

Aos poucos, a criança torna-se capaz de se concentrar em mais de um aspecto da mesma situação e imaginar a possibilidade de os objetos sofrerem transformações. Piaget batizou esse período de "operacional concreto". Ela começa a se sentir atraída por determinadas coisas justamente pelo fato de fazerem parte da sua realidade, terem utilidade e serem lógicas. É por isso que a criança dessa idade se revela extremamente solícita. Quem tem filhos nessa faixa pode reparar com que tranquilidade eles executam os pedidos dos adultos e com que interesse ajudam nas tarefas de casa.

Quando têm a sorte de convier numa fazenda, num sítio ou numa cidade pequena, com bastante gente atarefada, as crianças têm mais probabilidades de participar das atividades. Por exemplo: elas podem ajudar a alimentar as galinhas, ordenhar as vacas, varrer o pomar, cuidar da horta. Há inúmeras coisas que são capazes de fazer. Essa participação ativa permite que descubram suas capacidades e desenvolvam mais a iniciativa.

Em grandes cidades, onde a competição profissional é muito maior e requer especialização, é dada prioridade às atividades que favoreçam a alfabetização das crianças. A sua produção está diretamente ligada ao esforço para aprender a ler e ao capricho em escrever. Quando conseguem, são aplaudidas. Os pais e adultos com os quais convivem elogiam suas conquistas. Com frequência, recebem uma complementação educacional, ou seja, atividades extras que lhes darão subsídios, no futuro, para escolhas profissionais. É a fase da agenda lotada, dos miniexecutivos!

No caso das pessoas com deficiência intelectual, devemos estar atentos ao nível de complexidade das atribuições delegadas a eles. Um cuidado fundamental a ser observado é quanto à sua alfabetização. Em função de seu comprometimento intelectual, às vezes não conseguem desenvolver os instrumentos cognitivos básicos necessários à aprendizagem através da metodologia tradicional. Essas pessoas necessitam, muitas vezes, de um trabalho especial, capaz de detectar seu código de aprendizagem, ou seja, como elas aprendem e até onde é possível ensiná-las. Mais do que ninguém, essas crianças precisam ter professores que saibam reconhecer seus esforços, além de estimular o talento e o potencial de cada um.

Nessa fase dos 6 aos 10 anos, as crianças têm necessidade de se sentir capazes de produzir coisas e realizá-las perfeitamente. Erickson chamou essa necessidade de sentimento de indústria. Embora meninas e meninos queiram, uma vez ou outra, ficar sozinhos jogando videogames, fazendo outras atividades na internet ou, mais tarde, na companhia de livros, rádio, filmes e televisão, se ambos não executarem tarefas que alimentem esse sentimento de indústria, ficarão descontentes, apáticos, sem vontade própria, incapazes de tomar iniciativas. Isso foi observado também em pessoas com deficiência intelectual.

Num trabalho de orientação sexual com jovens com deficiência intelectual, pude observar a predominância de um sentimento de inferioridade e descontentamento consigo próprios pela falta de perspectiva de poder exercer uma atividade reconhecida socialmente, como a de jardineiro ou ajudante de cozinha. O conflito visível neles parecia interferir, inclusive, na manifestação dos impulsos sexuais. Os que podiam desempenhar atividades nas quais seu esforço e sua capacidade eram reconhecidos conviviam com seus impulsos sexuais de acordo com as expectativas sociais. Aqueles que, por sua própria limitação, ou quem sabe até por nossa incapacidade para descobrir seu potencial, não conseguiam corresponder às expectativas ou não chegavam a despertar o interesse por atividades dirigiam todo o seu prazer ao próprio corpo. O único tipo de gratificação pessoal para eles era o prazer sexual. Isso nos levou a refletir que os impulsos sexuais têm uma valorização maior ou menor, dependendo do grau de limitação pessoal e de interação social e produtiva de cada um.

Outra característica importante das crianças dessa faixa etária é a valorização das regras. Elas não deixam passar em branco nenhuma infração cometida por outras crianças ou mesmo pelos adultos. Porém, a descentralização do interesse em si mesma, somada à ampliação do seu mundo social, força a criança a considerar pontos de vista diferentes do seu. Nessa inter-relação, ela desenvolve habilidades para racionalizar e aprender atitudes sociais e valores morais adequados à sua cultura. Segundo Piaget, essa moral baseia-se estritamente no respeito às regras e no seu cumprimento.

Nesse período em que interioriza as regras sociais, a criança está muito atenta aos comportamentos que agradam ao adulto. Assim, se concluir que qualquer manifestação da sexualidade é algo proibido para ela, em outras palavras, um desrespeito à regra ou, no mínimo, alguma coisa que incomode seus pais, ela pode não ter interesse em mostrar esse seu lado. Por isso, talvez haja nexo na opinião dos pesquisadores que acreditam que, nessa fase, em lugar de terem diminuído as energias sexuais, as crianças estejam apenas protegendo suas atividades nessa área contra a atenção dos adultos. Vale a pena acrescentar que é notória, nessa idade, a presença de jogos corporais de caráter exploratório com outra criança, que incluem uma mútua observação e tímidos contatos.

Essas atividades exploratórias geralmente são acompanhadas de muita tensão, risadinhas e até mesmo pirraça. E podem ser realizadas com crianças do mesmo sexo ou do sexo oposto, porque ainda não há uma discriminação sexual. Esse tipo de comportamento sexual é comum em pessoas com deficiência intelectual, que, mesmo já estando na puberdade, ainda mantêm um interesse sexual indiscriminado. Em outros termos, o que importa é o contato com a sensação e as descobertas sexuais, independentemente de com quem isso aconteça. Só que esse tipo de comportamento é, muitas vezes, mal interpretado por pessoas leigas, que chegam a estigmatizar os deficientes como homossexuais.

EXPERIÊNCIAS DE SOCIALIZAÇÃO

A investigação cognitiva da sexualidade se inicia nessa etapa. A criança entra em contato com a informação sexual através dos amigos, dos colegas da escola, da própria escola ou dos pais. Se pertence a uma família em que as conversas sobre sexualidade fluem naturalmente, as perguntas sobre o assunto surgem com facilidade. Nesse período, meninos e meninas adquirem a consciência da importância do corpo e tratam de convertê-lo em fonte de satisfação, seja enfrentando-o, seja realizando atividades que requerem um perfeito domínio dele.

A questão da turma passa a ser muito importante para as crianças no final dessa fase. A influência e a autoridade dos pais começam a diminuir em função do tempo mais prolongado que passam longe deles. O grupo assume uma importância muito grande no sentido de prepará-las para agir como adulto e ensinar seu papel na sociedade.

Por volta dos 10 anos é comum, mas não obrigatória, a convivência em grupos fechados de Bolinhas e Luluzinhas. Nesse contexto, eles treinam mais intensamente os comportamentos femininos e masculinos aprendidos até então e desenvolvem o relacionamento com as pessoas do mesmo sexo. Suas atitudes passam, agora, a ser ditadas pelo grupo. Os meninos tendem a se agrupar, não tanto pelas pessoas, mas pela atividade que o grupo vai executar. Jogar futebol, por exemplo. Quanto às meninas, o interesse está focado nas pessoas que fazem parte do grupo, nem tanto no que o grupo vai fazer: elas querem estar no mesmo grupo de fulana e sicrana.

Nesse momento, o que interessa é se reconhecer entre iguais e sentir-se importante, à medida que o grupo lhe confere a oportunidade de atuar independentemente dos pais e ter suas habilidades devidamente avaliadas. A competição faz parte desse jogo e evidencia suas qualidades em face dos valores instituídos pelo grupo. As meninas querem ter um estojo mais lindo do que a outra e inventar brincadeiras que atraiam a atenção da turma. Os meninos querem vencer os amigos na corrida, no videogame.

No grupo, a criança aprende o valor de uma identidade. Conduta típica dessas turmas é captar um traço característico da criança e daí criar um apelido. E igualmente típico é a criança aceitar esse apelido, mesmo que não seja nada elogioso. O desejo de ter uma identidade acaba sendo mais forte.

Por enquanto, não interessa conviver com o outro sexo. Para os meninos dessa idade, as meninas são umas chatas. E, para elas, meninos só atrapalham: furam as borrachas, perdem os lápis da sua coleção de estojos, perturbam suas brincadeiras. Eles se unem contras elas e vice-versa.

A sexualidade aparece de forma diluída, conforme se intensifica o processo de socialização. Nessa etapa, imperam os cochichos, as conversas em voz baixa, as meias verdades espirituosas, que eles nem sempre entendem bem, mas se divertem muito ao compartilhar com o grupo. Há um interesse generalizado por piadas e situações com alguma conotação sexual. Por exemplo: são capazes de voltar um vídeo várias vezes para mostrar aos amigos alguma cena em que apareça, mesmo que discretamente, uma pessoa nua. Ou fazem questão de contar para os amigos qualquer novidade que tenham aprendido sobre o tema. Tanto os meninos quanto as meninas precisam desse tempo para conviver com os pares e investir no processo de socialização.

Quanto ao deficiente intelectual, nem todos atingem essa fase de interação social. A maioria é solitária, e suas experiências de vida social, muito restritas. Com isso, tendem a apresentar mais dificuldades na hora de aprender códigos e regras sociais. Além disso, essa falta de vida social pode ser responsável, em certos casos, por um interesse sexual mais compulsivo, uma vez que suas alternativas de prazer estão limitadas. Eles não participam de clubes, dificilmente têm amigos na rua ou no prédio e reunir grupos de deficientes dá um trabalho enorme para a pessoa encarregada de cuidar deles.

A única oportunidade de convivência surge na escola, quando podem frequentar uma. Ali, eles deparam com pessoas que têm interesses parecidos e descobrem que não são os únicos a gostar de algumas coisas e a se sentir daquele modo, inclusive com relação à sexualidade. Aqueles pais que não suportam a confirmação do seu filho como um ser sexualizado podem vir a culpar a escola por despertar a sua sexualidade. Mas não se trata propriamente disso. A escola cria apenas oportunidades de socialização. O interesse é decorrente dessa etapa do desenvolvimento, em que a sexualidade se expressa de uma maneira mais socializada. O deficiente vai além do seu próprio corpo, incluindo a exploração do corpo do outro. E o grupo, por sua vez, fortalece as pessoas, ao mesmo tempo em que favorece a manifestação de desejos reprimidos.

A CHEGADA DA PUBERDADE

Na etapa seguinte, a puberdade, o corpo infantil transforma-se num corpo adulto. Seu início não tem dia nem hora marcada. Pode começar quando a criança tem apenas 8 ou 15 anos, por exemplo. Cada pessoa tem o seu tempo e desenvolve as diversas partes do organismo de forma individual e progressiva. Portanto, é quase impossível determinar com exatidão o início da puberdade. Quanto as pessoas com deficiência intelectual, podem apresentar um discreto atraso nesse início, especialmente aqueles que têm a síndrome de Down, que chegam à puberdade com uma defasagem de dois ou três anos em comparação com a média de idade da população em geral.

O importante é observar que as modificações corporais ocorrem gradualmente, passando por três estágios biológicos bem marcados: o pré-puberal, quando surgem as primeiras modificações corporais; o puberal, quando essas mudanças do organismo colocam em ação a capacidade reprodutiva, isto é, nas meninas começa o amadurecimento dos óvulos e nos meninos, a produção de espermatozoides; e o pós-puberal, no qual os órgãos funcionam tal qual num adulto e surgem os caracteres sexuais secundários.

Quando a criança entra na puberdade, ocorre gradativamente no corpo uma série de alterações ativadas pela hipófise. Localizada no cérebro, essa glândula é a responsável pela produção dos hormônios sexuais que colocam em atividade os ovários e os testículos. Na mulher, os principais hormônios são o estrógeno e a progesterona, e no homem, a testosterona.

A primeira modificação aparente da puberdade é o aumento dos seios, nas meninas, e do pênis e dos testículos, nos meninos. Ambos crescem em altura, sua estrutura muscular se avoluma, o tom da voz se altera e começam a apresentar pelos nas axilas e ao redor dos órgãos sexuais. Nos rapazes surgem, ainda, barba e bigode. Uma das características desse período é o aparecimento de acne (espinhas). É que, por ação dos hormônios, o organismo começa a fabricar uma quantidade maior de ácidos graxos (gorduras), o que favorece a formação de uma capa lubrificante na pele. Quando os hormônios sexuais atingem um nível específico, acontece o marco mais importante dessa fase: a menstruação para as garotas e a semenarca, o início da produção de sêmen, para os garotos.

Há uma razão clara para o fato de a mulher "ser um bicho esquisito que todo mês sangra": o corpo possui agora todos os elementos básicos necessários para ela gerar um bebê. Mas existe uma diferença muito grande entre estar biologicamente habilitada para ter um bebê e "ser mãe". De modo geral, as meninas com deficiência intelectual têm condições de engravidar. Daí, a ser mãe é um passo enorme que a maioria tem dificuldade para dar e outras, provavelmente, nunca serão capazes sequer de tentar. Portanto, a decisão dessa garota de ter um filho vai depender do nível e da causa do comprometimento intelectual, somados à vontade e disposição da família.

No menino, a primeira ejaculação costuma ocorrer enquanto está dormindo. É a chamada poluição noturna, um mecanismo do qual o organismo se utiliza para esvaziar a vesícula que armazena o sêmen e dar lugar para novos espermatozoides. Este acontecimento independe da vontade do garoto. Às vezes, por falta de informação sobre esse episódio, ele corre o risco de confundi-lo com a eliminação de urina. A produção de sêmen é o indício de que o rapaz possui agora a capacidade para a reprodução. Daí a ser pai é uma outra história. Como no caso das meninas, a decisão do garoto deficiente intelectual de ter um filho esbarra em questões como o nível de comprometimento intelectual e a posição da família.

Nesse período repleto de transformações, os adolescentes costumam se dar conta, também, do principal atributo sexual, que é a capacidade orgásmica, isto é, a possibilidade de erotização e de obter prazer através do sexo. Essa descoberta, associada aos estímulos hormonais, que estão a pleno vapor, acentua o impulso sexual e favorece a masturbação. Só que agora ela já não é mais tão "ingênua" como na criança de 3 ou 4 anos, pois envolve pensamentos e sensações eróticas.

As pessoas com deficiência intelectual diferem das outras quanto a essa tomada de consciência. A maioria não consegue compreender, muito menos lidar com as novas sensações. Assim, controlar os impulsos sexuais é uma tarefa tão difícil para elas quanto controlar a raiva ou outro impulso qualquer. Algumas, quando orientadas adequadamente, são capazes de aprender a conviver com eles de forma aceitável pela sociedade, ou seja, procurando sua resolução em ambientes privados. Porém, para outras, tais impulsos não passam de um desconforto que provoca muitas vezes inquietação e irritação, sobretudo quando não sabem como resolvê-los. Nesses casos, a masturbação pode ser adotada, mas ainda se assemelha à manipulação infantil dos genitais.

CRISES DA ADOLESCÊNCIA

Um indivíduo com o corpo na puberdade e a mente descobrindo o pensamento. Este é o adolescente. Para o psicólogo e psicodramatista Luiz Amadeu Bragante, nessa idade duas coisas maravilhosas acontecem simultaneamente: a descoberta da capacidade de pensar e a sexualidade focalizada nos genitais. Ou seja, a aquisição do pensamento abstrato e da genitalização. Isso capacita o adolescente a especular e abstrair também no campo da sexualidade. E, assim, ele treina seu papel sexual, sonha com as pessoas alvo do seu desejo e com o que lhe dá prazer, para usufruir no futuro da sexualidade de forma mais ampla e com a perspectiva de envolvimento amoroso. Segundo o autor, o adolescente sente-se onipotente, brinca com seus pensamentos e fantasia a certeza de que tudo pode.

É bem provável que apenas uma minoria das pessoas com deficiência intelectual atinja essa etapa. A nova condição corporal e a discriminação mental de percepções e sentimentos exigem do adolescente uma adaptação psíquica para lidar com tantas transformações. O arsenal psicoemocional do deficiente não costuma ser suficiente para dar conta dessa tarefa. O corpo muda, mas a mente nem sempre é capaz de acompanhá-lo. O descompasso entre desenvolvimento mental e biológico fica mais explícito nessa fase.

Aliás, este período pode ser muito tempestuoso para a pessoa com deficiência intelectual. Agora, as condutas infantis se chocam com o corpo adulto e provocam uma inadequação de comportamento, que é tanto maior quanto maior for seu comprometimento intelectual e mais hesitante tiver sido seu ajuste na infância. Contudo, vale a pena acrescentar que essa dificuldade também está subordinada a outros fatores. O principal é como seu meio familiar e social irá apoiar ou atrapalhar sua puberdade.

Além de se acomodar a um corpo que lhe parece estranho, o adolescente com deficiência intelectual ainda terá de se ajustar a um mundo exterior que custa a compreender. De repente, esse mundo tornou-se complexo demais em face das poucas ferramentas de que dispõe. A sociedade até admite sua mudança corporal, conferindo-lhe um *status* de adulto. Porém, como esse *status* nem sempre está vinculado à sua condição intelectual, as reações podem oscilar entre extremos que vão de exigências rígidas demais quanto ao seu comportamento até a total negligência. Tudo isso confunde ainda mais o deficiente e pode gerar graves problemas de adaptação, tanto para ele como para seus familiares e os profissionais que convivem com ele.

A turma adquire uma dimensão mais ampla para o adolescente e importância fundamental na sua vida. Reúne, agora, pessoas de ambos os sexos e reina uma grande cumplicidade entre os membros. Dita a moda, a música, o comportamento e até a linguagem. Um exemplo característico é a hora da saída de uma escola que não obriga os alunos a usar uniforme: se observarmos, perceberemos que todos se vestem do mesmo jeito, inclusive nas preferências de cores e grifes. Estão uniformizados de adolescentes.

Embora falar em cumprimento de regras sociais na adolescência possa parecer um paradoxo, o grupo possui normas implícitas que precisam ser seguidas para a aceitação dos membros. Eles põem em prática o seu papel social, compartilham atos e ideias, decidem quais valores vão respeitar e aprendem a enfrentar os conflitos que surgem dos confrontos com opiniões diferentes da sua. A dinâmica que se estabelece entre os componentes do grupo exige um nível de exposição pessoal que, inevitavelmente, deixa transparecer as inseguranças de cada um. Daí a importância de haver cumplicidade e aceitação entre os membros.

A possibilidade de fazer parte de uma turma geralmente é dificultada para a pessoa com deficiência intelectual. Mesmo para aqueles que são capazes de atingir essa etapa e sentir a necessidade de pertencer a um grupo. Pudemos observar que essa dificuldade cresce quanto mais alto for o seu nível socioeconômico e maiores as exigências intelectuais do seu meio social. Desse modo, ele acaba privado do sentimento de pertencer a um meio social de sua escolha e de desenvolver o papel social. Creio, inclusive, que para a pessoa com deficiência intelectual com menos comprometimento essa privação é um dos fatores que prejudicam o estímulo à convivência com determinadas regras sociais.

A AQUISIÇÃO DA IDENTIDADE SEXUAL

Ao longo da infância, o indivíduo adquire e incorpora elementos para a definição de sua identidade sexual. Porém, é na adolescência que esta encontra as condições favoráveis para se estabelecer. Durante a trajetória do desenvolvimento da identidade sexual, existem três fases características: a autossexual, a homossexual e a heterossexual.

A primeira se instala a partir das experiências que ocorrem dos 4 aos 6 anos. É a descoberta do direito ao prazer por meio da manipulação do próprio corpo. É a intimidade consigo mesmo. Há casos em que essa fase se prolonga até a vida adulta, quando, mesmo nos relacionamentos amorosos, a pessoa se mantém com a intenção voltada só para si, sem conseguir compartilhar intimidades.

A denominada fase homossexual ocorre entre os 10 e 12 anos, aproximadamente. Em geral, na turma, o adolescente vai encontrar uma pessoa do mesmo sexo que será seu grande amigo. Os pais perdem quase completamente o espaço como companheiro do filho. Para Victor Dias, esse grande amigo é, na verdade, a idealização de tudo o que ele quer ser como homem ou mulher, especificamente. Através do outro, que tem um corpo igual ao dele, faz comparações corporais. Às vezes, nesse processo podem surgir jogos sexuais. Porém, mais importante do que a intimidade física – enfatiza esse autor – é a profunda intimidade psicológica que se estabelece nesse relacionamento.

Tudo isso faz parte de um processo de identificação iniciado ainda na infância, quando ele internalizou as características e os comportamentos típicos da pessoa do mesmo sexo. Agora, ele precisa de um substrato para jogar sua identidade feminina, no caso das meninas, e masculina, no dos meninos. Essa idealização de si é refletida no outro para depois retornar a ele. E, assim, cada adolescente vai estruturando sua própria identidade, ou seja, aprendendo a se sentir e a ser do sexo a que pertence, para depois ter condições de se relacionar com uma pessoa diferente dele.

Na adolescência propriamente dita, em torno dos 13 ou 14 anos, começa a haver um claro interesse pelas pessoas do sexo oposto. É a fase heterossexual. Contudo, segundo Erickson, o amor adolescente é ainda uma tentativa de chegar a uma definição da própria identidade. No início, eles gastam a maior parte do tempo juntos, conversando. Cada um está preso a si mesmo. Aos poucos, o relacionamento evolui para um processo de trocas em que ambos passam a poder inverter os papéis. Isto é, conseguem identificar como o outro sente, sem perder sua identidade sexual. Este é o ápice da aquisição da identidade e da possibilidade de manter um relacionamento verdadeiramente heterossexual, na opinião de Victor Dias. Este autor afirma que, para alguém se relacionar sexualmente, precisa ter capacidade de entrar na identidade sexual do outro. E isso só é possível quando se tem firmeza da própria identidade e quando, na infância, tiver havido uma incorporação do sexo oposto como alguém com quem vale a pena compartilhar as coisas.

Nem todos os adultos conseguem atingir esse último estágio da formação da identidade sexual. Quanto ao deficiente intelectual, podemos encontrar aqueles que adquiriram uma identidade como homem ou mulher. Daí a saber como lidar com o sexo oposto numa relação amorosa é algo muito complicado. Eles podem sentir desejo, trocar carícias e beijos. Há os que possuem até iniciativa para buscar a relação sexual.

Mas será que sua evolução permite vivenciar a sexualidade de forma mais ampla dentro de um relacionamento afetivo? Ou melhor, será que é apenas uma questão de pobreza de recursos adquiridos na infância ou será falta de credibilidade por parte da sociedade, que não lhes dá a chance ou o tempo de que necessitam para desenvolver uma relação amorosa?

Tudo isto é muito controvertido. O fato é que o deficiente intelectual, mesmo que atinja a idade mental referente à adolescência, acaba, em sua maioria, retido na fase autossexual. A masturbação permanece sendo a fonte de prazer sexual que eles conseguem almejar. E para outros, ela é apenas consequência de curiosidades ou atitudes infantis, embora ocorrendo num corpo desenvolvido biologicamente e ativado pelos hormônios sexuais.

4
DESAFIOS: COMO AGIR EM FACE DAS MANIFESTAÇÕES SEXUAIS

QUANDO SE FALA EM ORIENTAÇÃO SEXUAL, A GRANDE PERGUNTA É: "A quem cabe essa responsabilidade? À escola ou à família?" Pode-se consumir horas debatendo essa questão e argumentando contra e a favor de uma ou de outra. Mas, na verdade, cada uma tem o seu papel. A educação sexual começa no âmbito familiar, no relacionamento que os pais estabelecem dia após dia com seu filho e com o qual transmitem valores morais, religiosos, a forma própria como encaram o assunto. À medida que vai crescendo, a criança aumenta o seu lócus e recebe informações de outros contextos, dos tios, amigos, do clube, da televisão e da própria escola. A educação sexual é papel de todas as pessoas que são significativas para a criança, e se estende ao longo da vida de cada ser humano.

Já o trabalho de educação sexual, ou orientação sexual, ou ainda, como também é chamado atualmente, a educação em sexualidade, esta é realizada por um profissional qualificado, para crianças e adolescentes em qualquer instituição. Em geral, a escola e os professores são os eleitos naturais, desde que capacitados para realizar esta atividade. É que a educação em sexualidade trata-se de um trabalho sistematizado que tem uma intencionalidade: interferir no processo de educação com o objetivo de prevenir problemas, como gravidez na adolescência e as DST, e de ampliar as informações a respeito da sexualidade. No caso das pessoas com deficiência intelectual, essa atividade tem três objetivos específicos:

- Fazer com que eles compreendam o que está acontecendo com o próprio corpo,
- Divulgar os principais códigos que regem o comportamento sexual, e
- Oferecer subsídios à família e à instituição para equacionar o relacionamento entre elas e o deficiente, no tocante às condutas sexuais.

O PAPEL DO EDUCADOR SEXUAL

O educador sexual é um profissional capacitado para trabalhar com crianças e jovens temas ligados a sexualidade. Ele não dita valores quanto à forma de cada um vivenciar a sexualidade, e nem se limita à simples transferência de informações. O que ele faz é criar um espaço que proporcione ao deficiente vivenciar situações, e a partir delas, compreender e sistematizar as informações recebidas para saber atuar, de forma adequada, na sua vida pessoal e no ambiente social.

Este capítulo tem a finalidade de ajudar as pessoas que convivem com o deficiente intelectual diante de episódios sexuais corriqueiros.

INFORMAÇÕES QUE PODEM AJUDAR

Três atitudes básicas são indispensáveis para nortear nesses momentos. A primeira é estar atento ao seu próprio posicionamento em face da sexualidade. Muitos têm dificuldades não apenas de falar sobre esse tema com deficientes, mas de tocar no assunto seja com quem for, por pudor, constrangimento e falta de treino. Tais temas não eram abordados há algumas décadas, portanto, a maioria dos adultos pode não ter referenciais. A questão é deixada de lado não porque os pais são ignorantes ou não querem o bem do filho, mas por vergonha ou por não saberem nem por onde começar. Alguns só tomam uma providência a esse respeito quando os deficientes chegam à puberdade e os impulsos sexuais estão à flor da pele. Contudo, muita coisa já poderia ter sido trabalhada antes, ainda na infância. Daí a importância de se preparar para enfrentar esses episódios, procurando o auxílio de profissionais competentes, o quanto antes possível.

O segundo ponto importante é a atitude de escuta, verificar exatamente o que o deficiente quer (ou precisa) saber. Há uma piadinha que ilustra bem os erros que, nessa hora, muita gente comete com a melhor das intenções: um garoto de 4 anos perguntou à mãe de onde ele veio. A mulher respirou fundo e iniciou uma longa explicação sobre óvulos e espermatozoides, bebês crescendo na barriga da mãe, sexo e reprodução. O garoto, boquiaberto, fez o seguinte comentário: "Mas que complicado! Meu amigo disse que veio de Porto Alegre!"

O terceiro ponto é a interpretação do que está acontecendo com o deficiente para poder abordá-lo de forma adequada. Onde ele está inserindo aquele fato? Obviamente, considerando o estágio cognitivo no qual ele se encontra e em que nível de interesse ele está lidando com a sexualidade. Pois é importante ter em mente que, embora ele esteja na idade cronológica referente a adolescência, por exemplo, ele pode ter um interesse numa situação sexual ainda infantil. Ao tocar os genitais, pode apresentar sinais de excitação, mesmo que o seu interesse não seja se masturbar, mas só de curiosidade.

Este tipo de situação, com raras exceções, costuma deixar os familiares e profissionais constrangidos e desconfortáveis. Muitos desistem do encargo, com a desculpa de que o deficiente é tarado e mal-educado; quando, na verdade, ele não age assim por maldade, mas por não saber controlar aquele impulso liberado pelos hormônios, já em atividade no seu corpo adulto.

Sendo assim, será que tem razão quem acha que é melhor nem tocar no assunto com eles para não despertar esses estímulos e criar-lhes ainda mais problemas? Não é tão simples como parece. O deficiente intelectual, por suas próprias limitações, já possui dificuldades para entender as modificações que acontecem no seu corpo. A desinformação tende a piorar o quadro. Ele precisa de alguém que o ajude a decifrar aquelas "coisas absurdas" que ele acha que estão ocorrendo com ele.

Como lidar com a inadequação do deficiente intelectual? Uma forma eficaz é colocando o limite que a situação exige e explicando, numa linguagem que ele é capaz de entender, as razões para o mesmo. Lembro-me de um aluno matriculado na escola na qual eu dava aulas de educação em sexualidade que era considerado pela família como uma pessoa sexualmente descontrolada. No seu primeiro dia de aula, o orientador da escola sugeriu ficar na sala comigo para evitar que o aluno me causasse aborrecimentos. Não concordei e disse que o chamaria se precisasse de ajuda. A aula transcorreu normalmente. No final, esse garoto, visivelmente excitado, perguntou se poderia pôr a mão nos meus seios. "Não", respondi, olhando para ele. "Mas eu quero", retrucou ele. Então, eu afirmei: "Os seios fazem parte do meu corpo, portanto só eu tenho o direito de decidir quem pode me tocar e quando. E eu não quero que você ponha a mão em mim". Depois disso, esse rapaz participou de várias aulas minhas e nunca criou qualquer tipo de situação embaraçosa para mim. Os outros professores continuavam reclamando dele, por suas inconveniências.

É importante ficar claro que o fato de compreender a situação do deficiente não implica ser condescendente com ele. A permissão de intimidades sexuais não faz parte do meu *script* de educadora sexual. É importante para a adequação social desse rapaz que ele tenha e compreenda os limites. Se esses limites não forem colocados claramente, o deficiente, por si só, não vai descobrir que está sendo inconveniente e sempre vai achar que pode fazer determinadas coisas, mesmo quando essas são constrangedoras. Isso não contribui em nada para a sua integração social.

Ser abordado sobre questões ligadas à sexualidade geralmente traz um certo embaraço. Se o constrangimento for muito intenso, é sinal de que aquela pessoa não é a mais indicada, no momento, para responder às questões. É melhor dizer que não sabe a resposta ou fingir que não viu o que ele fez e procurar ajuda, ou confiar a tarefa de introduzir aquele assunto a outro membro da família ou um profissional.

A pessoa escolhida precisa utilizar uma linguagem que o deficiente compreenda, para que ele seja capaz de decifrar o significado das palavras e o sentido dado a elas. Portanto, o vocabulário empregado precisa ser do conhecimento dele. Como seu poder de concentração, muitas vezes, é limitado, as respostas devem ser diretas e objetivas. Para ajudá-lo na decodificação do seu conteúdo, o educador pode fazer associações com exemplos e situações já vividas pelo deficiente, ou mesmo recorrer a utilização de livros, jogos e audiovisuais.

HIGIENE E CUIDADOS PESSOAIS

Marta, professora de Educação Física numa escola especial, notou que seus alunos eram muito negligentes quanto aos cuidados com a higiene pessoal. Resolveu trabalhar estas questões e os estimular a tratar melhor da aparência e da própria higiene. À medida que esse objetivo foi sendo atingido, Marta observou que as meninas, principalmente, passaram a se interessar mais por namorados. Isso a deixou aflita. Sem saber lidar com a nova situação, veio pedir ajuda: queria saber como incentivar o autocuidado sem despertar a sexualidade nos deficientes.

Roupas amarfanhadas, óculos tortos e embaçados, cabelos despenteados, olhos e narizes sujos. De modo geral, este é um cenário comum numa sala repleta de deficientes intelectuais. Eles costumam ser muito desleixados quanto aos cuidados com a aparência e a higiene porque isso nem sempre é um valor para eles. Cabe, portanto, aos pais e responsáveis a tarefa de lhes incutir esses valores e incentivá-los nessa área. Mesmo porque esse tipo de desleixo dificulta a convivência social, causando uma sensação de repugnância não só das pessoas sem deficiência, mas dos próprios companheiros. Os muito malcuidados acabam sendo rejeitados até pelos outros alunos da classe.

A escola pode auxiliar nessa tarefa, criando programas que estimulem os cuidados de higiene, principalmente para aqueles que têm condições de aprender. Os pais também têm de fazer a sua parte. Às vezes, superprotegem tanto seu filho deficiente que acabam por tratá-lo como se fosse uma eterna criança de 2 ou 3 anos. Continuam a dar banho, pentear seu cabelo, trocar suas roupas, sem criar condições para uma gradual autonomia nos seus cuidados. É verdade que, de certa forma, dá menos trabalho fazer por ele do que ensiná-lo e esperar o tempo necessário para que ele conclua a tarefa sozinho. Todavia, se ele não aprender e não houver quem faça, simplesmente não vai saber fazer e permanecerá dependente.

Quando estimulamos uma pessoa quanto aos cuidados de higiene pessoal, estamos dedicando uma atenção. Ela pode se sentir valorizada por esse gesto. Ainda mais porque, se os reproduz, nossa atitude é de elogiá-la. Esses elementos são muito importantes no desenvolvimento da autoimagem e da autoestima.

Estar com a roupa limpa, o rosto lavado, os dentes escovados e o corpo cheiroso são coisas que estimulam positivamente a autoimagem e contribuem para despertar o desejo de atrair admiração, inclusive no campo da sexualidade. Na nossa cultura, autoimagem positiva é um potente afrodisíaco. Quando a pessoa a vê confirmada, sente-se mais autorizada a desejar alguém e a ser desejada. Logo, não há como enfocar a questão dos cuidados pessoais sem que haja interferência na sexualidade.

Além disso, o fato é que essa associação dos cuidados pessoais com a sexualidade não é ruim para os deficientes nem para ninguém. Vejamos o que acontece com os adolescentes que convivem numa cultura em que a boa higiene e o cheiro agradável são atributos indispensáveis à atração sexual. O despertar do interesse sexual contribui de forma considerável para que deem mais atenção aos cuidados pessoais. Tomar banho, escovar os dentes, pentear os cabelos e outras tarefas cuja execução, até certa época, depende de uma exaustiva cobrança dos pais, a partir da adolescência, sobretudo com a possibilidade de namorar, passam a ser realizadas de bom grado. De um dia para outro, aquele garoto que, se deixassem, só se lavaria uma vez por semana passa a tomar até três banhos por dia, por iniciativa própria!

Heitor, de 26 anos, deficiente intelectual, masturbava-se todas as noites antes de dormir. Sua mãe, Clarice, admitia a prática e respeitava sua privacidade. Mas ela não se conformava com uma coisa: ao dar-lhe o beijo de boa noite, percebia que, após a masturbação, seu filho adormecia sem fazer a higiene. Achava que o fato de ele dormir sujo e molhado poderia prejudicar seu sono e fazer mal à saúde.

Antes da chegada da puberdade, é importante que haja uma preparação das pessoas com deficiência intelectual para lidar com determinadas situações específicas que serão acrescidas nessa etapa. Uma das mudanças, por exemplo, diz respeito ao seu odor. A ação dos hormônios sexuais estimula a atividade das glândulas sebáceas. Com isso, o adolescente deixa de ter aquele cheirinho suave de criança e passa a ter um odor mais acentuado, que vai exigir maiores cuidados.

Os meninos precisam ser informados sobre a ejaculação e, principalmente, a polução noturna. Explique que à noite, se eliminar um líquido branco e pegajoso, aquilo não é urina, mas um sinal de que ele está se transformando num rapaz. Muitas vezes, a permanência do sêmen ejaculado em seu corpo ou na sua roupa não lhe causa qualquer tipo de incômodo, porque o sêmen seca relativamente depressa. Daí a necessidade de alguém orientá-lo quanto à sua limpeza, se o seu filho for incapaz de fazer isso por conta própria, a iniciativa tem que partir dos pais/cuidador.

As meninas devem aprender sobre a menstruação, saber exatamente o que acontece com o seu corpo e que tipo de atitudes devem adotar ao ficar menstruadas. Nesse sentido, a clareza das informações é muito importante. Também ajuda bastante na aquisição do comportamento adequado visualizar outra mulher fazendo sua higiene, quando está menstruada. Quando isso não for possível, a alternativa é fazer uma demonstração do uso de absorventes e da higiene dos órgãos genitais, e depois pedir para que ela repita. Tudo isso, obviamente, sem dar ao sangramento a conotação de doença, sujeira ou algo que cause repulsa. Mas explicar que a menstruação é um acontecimento natural na vida de todas as mulheres.

Quando se trata de uma menina com maior comprometimento intelectual impossibilitada de adquirir essa aprendizagem, ela poderá realizar sua higiene desde que um adulto se disponha a fazer uma supervisão contínua, explicando, todas às vezes, as etapas desse cuidado. Ou, em outras situações, a tarefa terá de ficar mesmo a cargo de quem cuida dela.

JOGOS SEXUAIS

Rosa, professora de Artes de uma escola especial, ao chegar em sua sala de aula defrontou com seguinte cena: Carla e Pedro, de 14 e 18 anos respectivamente, com deficiência intelectual, estavam despidos, mantendo contatos corporais. Rosa entrou em pânico. Fez os dois se vestirem e se retirarem da sala. Depois, extremamente preocupada, foi falar com a direção da escola. Contou o que tinha visto e acrescentou: "Ainda bem que cheguei justamente no momento, antes que..."

Profissionais de escolas especiais nos procuram com frequência para consultas sobre episódios dessa natureza. Geralmente, eles imaginam mais do que na realidade pode acontecer, devido à suposição de que há nesses contatos corporais a mesma intencionalidade do adulto. Contudo, se alguém não intervir, a situação se mantém entre eles no nível da exploração corporal infantil. Estou me referindo aqueles com maior comprometimento pela deficiência intelectual. Nas situações que envolvem deficientes cujo comprometimento intelectual é limítrofe, o contato corporal pode ter outro propósito e evoluir para a relação sexual.

Os jogos sexuais são comuns na infância. Brincando, a criança descobre formas de se relacionar com o mundo e com as pessoas, de desenvolver inúmeras funções psíquicas e de construir sua identidade individual e, principalmente, sexual. Em brincadeiras do tipo marido-mulher, mamãe-filhinho, médico e fazer o troca-troca a criança treina papéis, faz o reconhecimento sexual de si e da outra e revela expectativas. São manifestações naturais da sexualidade infantil. Mas que, ainda hoje, colocam os pais em polvorosa!

O medo e a revolta ficam mais acentuados quando estes jogos ocorrem entre deficientes intelectual. A maioria, aliás, só atinge o grau de desenvolvimento psicossexual para realizá-los no período da puberdade ou mesmo na fase adulta. Isso confunde as pessoas quanto a seus interesses nessas brincadeiras. E pode levar a uma interpretação equivocada desse comportamento, como se fosse indício de que eles querem ter uma relação sexual.

Há familiares e instituições que, diante de tal situação, chegam a tomar a iniciativa de promover um ato sexual, porém, apenas para os homens. E, realmente, alguns podem estar amadurecidos a ponto de desejar essa atividade. O que não quer dizer que devemos conduzi-los a uma casa de prostituição. Como faremos, então, com as meninas que sentem o mesmo desejo? Contrataremos os "garotos de programa" para aliviar a sua tensão sexual?

Os jogos sexuais entre deficientes devem ser avaliados por uma outra ótica. Se eles tiverem idade cronológica e nível mental aproximados, os jogos são saudáveis. Favorecem o desenvolvimento pessoal e não oferecem perigo. Então, o problema não está neles, mas, sim, em nós mesmos, que compartilhamos uma herança cultural que limita a nossa possibilidade de convivência com as manifestações sexuais.

Quando os deficientes têm a possibilidade de usufruir de uma relação afetiva que envolve trocas sexuais, é possível evoluírem juntos nesse campo e desfrutarem de uma sexualidade compatível com suas necessidades. Caso contrário, se suas necessidades forem atendidas segundo a expectativa ou determinação de outro adulto, há grandes chances de estas não serem atendidas adequadamente. Portanto, não devemos esquecer que a intencionalidade e os interesses sexuais são pessoais e decorrentes do grau de desenvolvimento psicossexual e do contexto sociocultural a que pertence cada indivíduo.

O problema é quando estes jogos ocorrem entre deficientes de idades cronológicas muito distintas ou, o mais preocupante, entre pessoas com níveis de deficiência diversos, ou sem nenhum comprometimento intelectual. Nesses casos, os interesses sexuais em jogo, muito provavelmente, serão diferentes. No exemplo citado, a questão a ser enfatizada não era a brincadeira em si, mas a falta de adequação do local onde ela estava sendo realizada. Se a política da escola não prevê contatos corporais íntimos entre os alunos, precisa ficar bem claro que a sala de aula não é o lugar para jogos sexuais. A escola não precisa ser conivente com os jogos sexuais e deve mostrar claramente quais são os limites.

Entretanto, essa atitude não é a que costuma ser adotada. Aparentemente, é mais fácil punir os envolvidos na brincadeira com uma suspensão, por exemplo, e não tocar mais no assunto. Com isso, o deficiente fica desnorteado, com terror da punição, e sem uma explicação satisfatória para compreender o que fez de errado. Situações como essa devem ser utilizadas para adequar o seu comportamento às normas vigentes.

Esse tipo de contato sexual acaba sendo mais explícito na deficiência intelectual e, em geral, acontece na escola porque eles não gozam de privacidade e nem sempre têm alternativas de convivência. Já as crianças sem deficiência, embora brinquem sob a vigilância do adulto, contam com um dado a seu favor: é comum esse observador não ter em mente a possibilidade de ocorrerem tais jogos. Portanto, como existe a oportunidade de encontrar seus amiguinhos em casa, podem esconder-se no banheiro, no jardim, explorar o corpo durante o banho. Enfim, arrumam muitas formas de sair da mira do adulto e praticar seus treinos, escapando às punições.

Quando esses jogos ocorrerem em casa, a atitude dos pais e responsáveis vai depender muito da forma como encaram a situação. Aqueles que estão convictos da importância disso no desenvolvimento do indivíduo e compreendem as circunstâncias do deficiente intelectual fingem que não veem. A maioria, porém, fica incomodada e dá um jeito de interromper. Embora o contato não ofereça perigo algum, poucos de nós têm estrutura para admitir que um filho troque carícias com alguém, sob os nossos olhos, sem ficar desconcertado.

O que não se deve fazer é punir ou evitar as visitas daquele amigo. O ideal seria lidar com o fato com tranquilidade, consciente de que aquilo faz parte do processo de desenvolvimento. Fale abertamente o que sabe sobre esse momento dele e como espera que ele aja diante de tais circunstâncias, sem se esquecer de dizer o porquê. Pois a melhor forma de ele saber que determinadas atitudes incomodam os pais é alguém dizer, com todas as letras, isso para ele.

MASTURBAÇÃO

Todos os dias, Renato, de 18 anos, deficiente intelectual, tinha o hábito de se masturbar. Ao frequentar uma escola em regime de internato, passou a ser repreendido por esse comportamento. Isso o deixou extremamente preocupado e com um enorme sentimento de culpa. Certa vez, durante a aula de educação em sexualidade, quando o tema masturbação veio à tona, Renato expressou como era um sacrifício para ele conseguir se controlar em face da necessidade de praticar tal ato. "Hoje, já faz duas semanas que eu não me masturbo", contou o rapaz. "Mas está difícil de não fazer porque tem me dado dores perto da barriga e eu ando muito nervoso."

A masturbação é um fenômeno decorrente da manipulação infantil, que pode se perpetuar ao longo da vida. A criança descobre que ao tocar certas áreas do seu corpo, especialmente os genitais, sente uma sensação gostosa e tende a repetir o gesto. Com a chegada da puberdade, a ação dos hormônios sexuais aumenta de forma considerável o interesse sexual, provocando uma tensão que, ao atingir determinado nível, precisa ser liberada. Para tanto, só restam duas saídas: a relação sexual e a masturbação.

Tocar, esfregar, afagar ou apertar partes do corpo que registramos como prazerosas causam uma sensação de excitação que cresce até um ponto máximo, quando ocorrem tremores (contrações). Isso é o orgasmo. Então, a tensão sexual cede lugar a uma profunda sensação de bem-estar.

Assim, a masturbação é, na verdade, uma atividade fisicamente semelhante ao ato sexual. A diferença é que se realiza de forma solitária. Portanto, não faz o menor sentido dizer que prejudica a saúde. Praticada por pessoas de ambos os sexos, em um ou outro momento de suas vidas, sua frequência tende a diminuir à medida que o ser humano passa a ter relações sexuais regulares.

No entanto, para a maioria das pessoas com deficiência intelectual, a masturbação acaba sendo a única solução para o alívio de suas tensões sexuais. Privá-los dessa atividade seria negar por completo sua sexualidade, além de um descaso total às suas necessidades. Mesmo porque não existe comprovação científica de que o ato em si possa acarretar um dano adicional à saúde do deficiente. Pelo contrário.

Já quanto à frequência, não existe um um número considerado ideal para masturbação! Afinal, tudo isso é bastante relativo. O que pode ser muito para um talvez seja interpretado como pouco ou satisfatório para outro. No entanto, há determinadas situações que requerem uma certa atenção. Isso porque alguns podem chegar a se machucar fisicamente.

Há casos em que a masturbação é o centro das atenções das pessoas. Seria o chamado "viciado em masturbação". Se bem que o termo não seja apropriado, pois essa fonte de prazer não vicia. O mais provável é que ela esteja sendo utilizada de forma compulsiva, da mesma maneira que se pode usar a comida, por exemplo, para compensar outras necessidades não obrigatoriamente de ordem sexual. Esse sintoma, a masturbação compulsiva, deve ser considerado como um alerta para se investigar quais necessidades estão sendo negligenciadas.

Nesses casos, e naqueles em que o deficiente não sabe se masturbar, também é importante certificar-se de que ele não está machucando os genitais. De tanto friccionar, pode deixá-los doloridos e irritados. Se isso ocorre por desconhecimento da técnica, a única maneira de evitar sofrimento futuro é alguém se dispor a ensiná-lo a satisfazer essa necessidade. Outro cuidado a ser tomado – que exige também uma orientação e mesmo uma supervisão – é impedir o emprego de objetos que possam feri-lo.

Vários mitos foram criados com o intuito de reprimir a masturbação: masturbação faz crescer pelos nas mãos, espinhas no rosto ou verrugas nos dedos... E, por incrível que possa parecer, eles ainda são muito usados por pais e profissionais, de forma consciente, para assustar os deficientes e coibir a prática entre eles. Mas, não adianta proibir!

Há uma crença de que ela provoca loucura e deficiência intelectual, e isso chamou a atenção, pois certos pais temem a masturbação por acreditar que tal ato possa acentuar a deficiência de seus filhos. É possível que esse mito tenha surgido em virtude da dificuldade que os deficientes e certos doentes mentais apresentam em controlar seus impulsos, tornando a atividade mais explícita. Ou mesmo pelo fato de que essas pessoas muitas vezes não têm alternativas de prazer. Daí se utilizarem mais da masturbação do que o restante das pessoas. Mas se pode afirmar, que de forma alguma, ela seria responsável por esses distúrbios.

O mais importante nesse quesito masturbação, é orientar para que ela aconteça num local com privacidade, no quarto por exemplo, e que ele aprenda a fazer sua higiene ao finalizar essa atividade. Uma boa dica é ensinar ao seu filho a se masturbar com a camisinha. A higiene fica mais fácil e ele ainda treina a colocação do preservativo, se preparando para a prevenção de gravidez ou DST/Aids, para o caso de vir ater relações sexuais.

> *Telma, de 16 anos, deficiente intelectual, estava causando situações embaraçosas e de difícil controle para a escola que frequentava. Quando sentia vontade de se masturbar, ela o fazia em qualquer lugar, inclusive na sala de aula e no refeitório. Os profissionais ficavam desnorteados, pois, como se não bastasse a atitude da garota, isso desencadeava uma excitação em série. Resultado: surgia o maior tumulto na sala.*

Um dos pontos fundamentais da educação em sexualidade para pessoas com deficiência intelectual é decifrar para eles os códigos de comportamento e explicar a razão da colocação de limites, necessários à sua convivência social. Desde pequenos, eles precisam aprender que, segundo nossa cultura, o corpo é dividido em áreas públicas e privadas. Portanto, qualquer atividade que exponha as partes consideradas privadas não pode ser realizada em público. E, o mais importante, que geralmente há um local adequado para se fazer determinadas coisas. Por exemplo: não urinamos em qualquer lugar; só no banheiro. Se eles aprendem isso, também podem aprender que a masturbação é uma atividade íntima, e, portanto, só deve ser executada onde haja privacidade. Não é o caso da sala de aula e do refeitório.

O limite quanto ao local onde a masturbação pode ser efetuada (assim como os demais limites ensinados ao deficiente) precisa ser bem claro e cobrado de forma coerente por todo o pessoal da escola. A mesma atitude, aliás, deve ser adotada pelos pais. Se eles permitem que seus filhos se masturbem em qualquer parte da casa, não vão contribuir para que assimilem a diferença entre público e privado. Portanto, não devem estranhar se um dia eles resolverem fazer isso na sala, bem diante das visitas. Embora colocar limites seja mais difícil e dê trabalho, isso é fundamental para sua convivência social. Do contrário, eles terão de viver confinados entre quatro paredes.

Porém, é bom lembrar que ninguém assume uma conduta por autoritarismo. A conduta é fruto da compreensão e da adesão. Logo, é mais eficaz e de bom senso que se ensine o local permitido para a masturbação do que castigar quem a pratica ou simplesmente proibi-la. Senão, na primeira oportunidade, essa ordem será desobedecida.

Alguns deficientes, em virtude de seu comprometimento intelectual, podem não conseguir aprender a diferença entre público e privado. Entretanto, mesmo a pessoa com grande comprometimento intelectual, que alcança a idade mental de 2 ou 3 anos, é capaz de entender um "não pode", embora não compreenda a razão da proibição. Contudo, nesse caso, pais e professores terão de ser mais persistentes e incisivos. Muitas vezes, o deficiente não assimila o "não pode" mais pela falta de persistência dos adultos do que por suas limitações.

Quanto àqueles deficientes, que não verbalizam e vivem num mundo à parte, e com os quais não se estabelece comunicação, pouca coisa resta a fazer. Cabe ao adulto que os acompanha tomar a iniciativa por eles: retirá-los do ambiente e conduzi-los para um local privado.

NAMORO E CASAMENTO

> *De repente jovens com deficiência intelectual envolvem-se em um triângulo sentimental. Ricardo, de 15 anos, dizia que namorava Patrícia, de 12. Seu amigo Fernando, de 14, falava que ela era a sua namorada. O curioso é que a garota não sabia de nada. Um dia, na volta da escola para casa, Ricardo e Fernando*

discutiram e chegaram a trocar tapas no ônibus por causa de Patrícia. Num dado momento, Ricardo ameaçou: "Se você continuar dizendo que Patrícia não é minha namorada, eu não vou ser mais seu amigo". Imediatamente, Fernando negociou: "Tá bom! Eu empresto a Patrícia para ser sua namorada por uns dias, está?" Então, os dois se abraçaram e contaram para todos o acordo que haviam feito.

Namoro e casamento entre pessoas com deficiência intelectual são temas muito controvertidos, principalmente devido à dificuldade de se fazer a diferenciação dos níveis da deficiência. Porém, uma coisa é certa: de modo geral, para eles o namoro não tem a mesma conotação que para as outras pessoas. No caso do deficiente intelectual considerados moderados, muitas vezes não passa de uma imitação de um comportamento que a sociedade cobra e reforça, com perguntas do tipo: "Mas você não tem namorada?". Eles podem até imitar atitudes dos adultos e usar chavões ao se referir às pessoas com as quais estão ligadas afetivamente, como se soubessem o que estão dizendo. Todavia, para eles o simbolismo é completamente diferente do simbolismo do adulto.

No exemplo acima, pode-se observar que eles não discriminam afetos, não percebem a diferença entre o gostar de um namorado e o gostar de um amigo. Aliás, o namorado é apenas alguém de quem gostam muito. No caso, uma menina, em consequência da identificação masculina e da imitação do modelo social incorporado.

Não existe a relação com o desejo sexual, muito menos o sentimento de posse que predomina na cultura monogâmica: "Minha namorada tem de ser só minha". Não há necessidade, também, de reciprocidade do sentimento. Tanto que a garota não tinha ideia do que se passava. Para Ricardo e Fernando, Patrícia era uma menina com quem gostavam de brincar. Contudo, não valeria a pena perder um amigo por causa de uma conduta possessiva em relação a ela. Então, não custa nada ceder e negociar.

Assim, as pessoas com deficiência intelectual realizam a escolha de um parceiro apenas no campo afetivo, de forma similar ao que acontece com as crianças durante a fase escolar. Não é incomum encontrarmos pares de mãos dadas ou praticando um jogo corporal com intuito afetivo, inclusive sem haver distinção de sexo. Podem ser dois meninos, duas meninas ou um casal de sexos diferentes. É importante frisar que, nesse nível de comprometimento intelectual, a escolha de alguém do mesmo sexo não se configura como homossexualidade. Isto é, o impulso desses garotos é direcionado para as pessoas com as quais possam estabelecer um bom vinculo afetivo. Não há, ainda, uma preferência entre os sexos. A forma de manifestação desse envolvimento depende da capacidade intelectual e geralmente não tem nada a ver com expressões adultas, mesmo que os envolvidos possuam um corpo de gente grande.

Já os deficientes severamente afetados não conseguem ascender a um desenvolvimento psicossexual que os habilite a fazer a escolha de parceiros.

> *Renata, de 20 anos, e Paulo, de 25, deficientes intelectual, embora o rapaz possuísse também um certo comprometimento motor. Eles se conheceram na escola especial que frequentavam e ali era o único lugar onde tinham oportunidade de se encontrar. Estavam sempre juntos e manifestavam o sentimento que nutriam um pelo outro na forma de elogios, carinhos, atenção e proteção mútua. Era comum presenciar Renata ajudando Paulo em alguma atividade motora como, por exemplo, cortar o bife na hora das refeições. Até que os pais da garota perceberam que ela estava profundamente envolvida com o rapaz. Trataram logo de retirá-la da escola, para grande sofrimento de ambos. Paulo passou a não se interessar mais pelas atividades propostas. Vivia triste pelos cantos. Quando resolvia falar algo, o tema era sempre a saudade de Renata.*

O deficiente intelectual com menor comprometimento, têm possibilidades reais de eleger um parceiro afetivamente. Como alcançam um desenvolvimento mental entre 12 e 13 anos, possuem a consciência de sua capacidade orgástica e podem fazer escolhas dentro do campo afetivo, emocional e sexual. Ou seja, não só elegem alguém para objeto de seu desejo e amor como também se fazem escolhidos, amados e desejados pelo outro. Todavia, é muito difícil para seus pais e responsáveis aceitar essa realidade. Principalmente quando a escolha recai sobre alguém com algum comprometimento maior associado à deficiência intelectual. Se os dois estiverem no mesmo nível, as probabilidades de as famílias aceitarem são maiores.

O grande empecilho para namoros entre deficientes é que os pais vão ter de assumir a relação. Alguém deverá levá-los para passear e se encontrar. E, na hipótese de casamento, será necessária uma supervisão permanente. As pessoas não costumam ter disponibilidade para isso. Outro entrave é que o deficiente muitas vezes assume o papel de bode expiatório da família. Torna-se o responsável por todas as desgraças e infelicidades que se abatem sobre ela. Admitir que ele pode chegar a um estágio de vida em que encontre satisfação ao lado de uma pessoa de fora é algo que o retira desse papel. Daí toda a família é obrigada a desmontar aquela estrutura que não foi nada fácil construir e erguer outra. Por isso, as resistências são muitas.

Para complicar, a sociedade como um todo lida com a sexualidade do deficiente como se ela fosse estagnada, mantendo-a num nível infantil. Os mesmos adultos que viviam cobrando uma namorada esquecem que os deficientes podem chegar a um nível de compreensão a ponto de desejar realmente ter alguém a seu lado e constituir uma família. Só que os pais nem sempre evoluem no mesmo ritmo do deficiente e continuam olhando para ele como se ainda tivesse 3 anos de idade. Há os que nunca reconhecem seu crescimento. Então, levam um tremendo choque quando ele aparece com uma namorada.

Quando se trata de deficientes com menor comprometimento, é possível falar em escolhas homo ou heterossexual. Muitos deles conseguem atingir a etapa de desenvolvimento da identidade sexual e buscar para a satisfação dos seus desejos pessoas do sexo oposto ou do mesmo sexo, conforme sua identificação.

Se tiverem oportunidade de obter uma aprendizagem progressiva das condutas sexuais, podem chegar ao ato sexual. Porém, necessitam de mais tempo e acompanhamento para compreender e ter a responsabilidade de decidir por si mesmos o momento adequado de exercer o direito a essa atividade. De qualquer modo, a orientação sexual é fundamental para a preservação de gravidez indesejada e de doenças sexualmente transmissíveis, inclusive a AIDS.

> Marcos e Manuela, deficientes intelectual, eram jovens e bonitos. Namoravam com o consentimento de ambas as famílias, que favoreciam encontros do casal em outros lugares, além da escola. Era comum, por exemplo, a visita dele à casa da garota com o objetivo claro de namorar. Passando um certo tempo, ficaram noivos e se casaram. Hoje, eles vivem num apartamento próprio, no mesmo prédio onde mora a irmã de Marcos. É ela, por sinal, quem se incumbe de lhes dar uma certa atenção e fazer uma supervisão, a distancia, de suas necessidades.

Embora casamentos entre deficientes não sejam tão comuns no Brasil, quando os dois são jovens e bonitos as famílias admitem a hipótese com mais facilidade. Quem sabe porque, essas situações, os deficientes não estejam assim tão longe do padrão de casal aceito pela sociedade. A literatura aponta que é mais frequente que a união ocorra entre casais onde o comprometimento intelectual do homem seja menor que o da mulher. O inverso é raro. Talvez em função do machismo que ainda impera na nossa cultura.

Sendo o casal formado por duas pessoas com deficiência intelectual, que fizeram sua escolha a partir de uma convivência, esse tipo de relacionamento é possível, mesmo que haja necessidade de orientação, sustento ou acompanhamento por parte dos familiares. Uma pesquisa inglesa realizada com 32 casais de deficientes mostrou que havia uma característica de complementaridade nesse tipo de relação: um suplementava o déficit do outro, convivendo num clima de ajuda mútua. Poucos eram os que negavam sua deficiência. A maioria parceria aceitar suas limitações e admitir explicitamente suas dificuldades. Esse estudo concluiu que um tende a reforçar o potencial do outro e a relação de casamento estabelecida garante aos cônjuges uma considerável satisfação.

Alguns países mantêm programas de capacidade de trabalho e alojamento comunitário para pessoas e casais que apresentam deficiência intelectual com menores comprometimentos.

Um dos objetivos é estimular a capacidade produtiva, de acordo com as possibilidades e interesses individuais, por meio da criação de espaços de trabalho adequados que favoreçam a autonomia e o autossustento. Ao mesmo tempo, esses alojamentos servem para facilitar a convivência dos casais e a expressão afetiva e sexual com a pessoa eleita. Nesse ambiente, podem manter uma relação a dois como qualquer casal.

Quando o par é formado por deficientes mais comprometidos intelectualmente, não se trata propriamente de casamento. A relação é entre duas pessoas infantis que se querem bem. Os encontros sexuais limitam-se a jogos de exploração do corpo, sem motivação para o ato sexual. Entretanto, esse vínculo afetivo pode ser reforçado e incentivado, quando eles têm a oportunidade de uma convivência protegida, como nesses alojamentos comunitários.

Enquanto não surgirem locais desse tipo no Brasil, é a família que tem de arcar com a responsabilidade pelo casamento de seus filhos deficientes intelectual. Só que muita gente não tem tempo nem condições econômicas de assumir essa tarefa. Fora o trabalho que dá. Por isso, os casamentos entre deficientes intelectual ainda são raros por aqui.

GRAVIDEZ E CONTRACEPÇÃO

Helena, de 24 anos, e Vicente, de 20, ambos com deficiência intelectual, conheceram-se numa escola especial. Aos poucos foi surgindo uma afeição entre eles e começaram a namorar. Com muito custo, as famílias de ambos aceitaram aquele relacionamento. A escola não permitia troca de carícias. Mas os dois viviam falando da vontade de manter uma relação sexual. Percebendo que isso poderia acontecer mais dia, menos dia, a família de Helena decidiu optar por um contraceptivo. Seus pais não estavam dispostos a assumir o encargo de uma eventual gravidez da filha e ela, por si só, não tinha condições de arcar com a responsabilidade de ter um filho. Tanto Helena como Vicente poderiam aprender a usar a pílula ou camisinha. Mas, como a família dela não queria correr riscos, a escolha recaiu sobre um método radical: laqueadura. O erro foi não terem explicado direito para ela o que iria acontecer. Disseram-lhe apenas que ia ser operada, daí não poderia mais ter filhos. Em virtude da falta de informação sobre a cirurgia, Helena e o namorado desenvolveram a fantasia de que não poderiam mais transar. Achavam que ela seria toda costurada por dentro e não haveria por onde manter uma relação sexual. Com isso, ambos entraram em pânico.

A gravidez é um fenômeno biológico que, para ser compreendido, não pode estar desvinculado do contexto psicológico e dos eventos sociais que o cercam. A gestação propicia modificações tanto em nível pessoal quanto em nível familiar. No momento do parto, não nasce apenas um bebê, mas um filho, uma mãe e um pai; portanto, uma família, que faz parte de um meio ainda mais amplo, que é a sociedade.

A maternidade e a paternidade são papéis desenvolvidos com base nas funções fisiológicas distintas em cada sexo. O homem pode procriar, e a mulher, engravidar, parir e amamentar. À medida que a puberdade é atingida, a criança começa a se dar conta do seu potencial reprodutivo. Porém, até ascender à compreensão consciente do significado dessa capacidade e adquirir o desejo de exercê-la, precisa desenvolver uma série complexa de operações mentais e emocionais.

Essa capacidade reprodutiva não é anulada pela deficiência intelectual. No entanto, o deficiente intelectual, nem sempre atinge o nível de complexidade intelectual e emocional para vivenciar a maternidade e a paternidade.

Aqueles deficientes com nível intelectual bastante comprometido só terão possibilidades de reprodução em caso de estupro ou abuso sexual, pois não possuem um amadurecimento psicossexual que lhes permita realizar ou sequer almejar um ato sexual por vontade própria. Quanto aqueles com um grau moderado de comprometimento, além da dificuldade para executar o ato sexual em si, não apresentam condições de eleger conscientemente a maternidade/paternidade. Em geral, a gravidez ocorre quando sofrem abusos sexuais e estupros ou quando se envolvem com um parceiro deficiente intelectual levemente comprometido ou sem deficiência.

O deficiente intelectual levemente comprometido não só tem condições de praticar uma relação sexual por escolha própria como podem desejar a maternidade ou a paternidade. Isso, é claro, se tiverem uma educação sexual adequada, que respeite o tempo de aprendizagem de cada um e possibilite a integração gradativa das diferentes conceituações sobre reprodução, relações afetivas e erotismo. Assim, conforme vão alcançando maturidade intelectual e emocional, podem eleger parceiros, estabelecendo uma relação amorosa sexual, e desejar um filho.

De qualquer modo, mesmo esses deficientes com menor comprometimento, nem sempre têm consciência das responsabilidades que a chegada de uma criança acarreta. Podem querer um filho como consequência do processo de identificação ou simplesmente por achar as crianças legais e divertidas. Além disso, serão sempre pessoas dependentes que precisam, no mínimo, de uma supervisão de suas atividades. Por isso, a definição sobre o direito à maternidade/paternidade está diretamente ligada ao seu nível de dependência e à disposição da família para acompanhar este pai e esta mãe. Muito provavelmente, eles irão necessitar de ajuda não só durante a gestação, o parto e os primeiros anos do bebê, mas, também, ao longo de toda a vida, pois talvez não consigam sozinhos estimular a criança de forma conveniente para assegurar seu desenvolvimento intelectual e emocional.

Vale a pena fazer uma ressalva: muitas pessoas que se tornam deficiente intelectual por limitações sociais não só formam suas famílias e as sustentam financeiramente, trabalhando como empregadas domésticas ou pedreiros, por exemplo, como muitas vezes são elas que se encarregam de cuidar dos nossos filhos.

A sociedade tem uma única preocupação: que o deficiente intelectual não corra o risco de engravidar. Por isso, reprime qualquer indício de expressão sexual. Mesmo porque falar sobre contracepção implica falar em gravidez e mencionar a possibilidade de uma relação sexual. Tudo isso costuma apavorar pais e profissionais e impede, muitas vezes, que os deficientes aprendam a respeito de como ocorre a fecundação e o que eles podem fazer para evitar uma gravidez indesejada.

Quanto aos métodos contraceptivos, os mais recomendados para deficientes são aqueles que exigem menos concentração e cujo uso possa ser supervisionado pela família. Assim, de início, já estão descartados os chamados métodos naturais de controle de natalidade, como a tabelinha, o registro da temperatura basal e a observação do muco cervical. Sem falar no coito interrompido (o pênis é retirado da vagina antes de ocorrer a ejaculação). Métodos de barreira, como o diafragma – disco de borracha que intercepta a entrada do útero – e a camisinha, não são indicados porque a família não tem como se certificar de que foram usados, pois estará presente na hora do ato sexual. Além disso, o emprego de ambos requer muita motivação dos parceiros (inclusive dos não deficientes).

Apesar disso, a camisinha é bastante popular entre os deficientes com menor comprometimento. Não tanto para evitar a gravidez, mas contra a AIDS e outras doenças sexualmente transmissíveis. Aliás, o uso do preservativo por eles deve ser incentivado: primeiro porque a maioria tem condições de aprender; segundo, porque muitos satisfazem suas necessidades sexuais com prostitutas.

Os contraceptivos mais adotados são a pílula anticoncepcional, injeções mensais do hormônio progesterona e o DIU (dispositivo colocado no útero para impedir que o espermatozoide chegue até o óvulo, ou que o óvulo fecundado se aloje nas paredes do útero, dando sequência à gravidez). Por sinal, são métodos usados pelas mulheres, uma vez que o medo da gravidez indesejada atinge sobretudo as famílias das garotas deficientes e pelo fato de que a ciência não ter descoberto outros métodos eficazes que possam ser utilizados pelo homem.

Isso não é motivo para que as famílias dos rapazes não se preocupem com a possibilidade da reprodução. E não só as de maiores posses, pelo temor de que alguma mulher inescrupulosa fique grávida do seu filho e use a criança para fazer chantagem, criando sérios problemas sociais e econômicos. A reprodução é uma atividade realizada a dois. Portanto, cabe a ambos e a suas famílias a adoção de atitudes de prevenção.

As garotas com deficiência com menor comprometimento intelectual podem aprender a tomar a pílula. Embora nunca seja demais uma supervisão diária do adulto quanto à ingestão do comprimido. Já as injeções mensais de hormônio podem ser aplicadas por um profissional de enfermagem e a colocação do DIU fica a cargo do ginecologista.

Quando se trata de deficientes muito comprometido, que podem ser muito vulneráveis ao abuso sexual, quase sempre a opção é por métodos definitivos, cirurgias que impedem a possibilidade de ter filhos. A laqueadura (remoção de pequena parte das trompas para impedir o encontro do óvulo com o espermatozoide) é mais frequente do que a vasectomia (corte nos canais deferentes que interrompe a passagem dos espermatozoides para as vesículas seminais, para que o sêmen ejaculado fique isento desses gametas).

Tratando-se de deficientes menos comprometidos, a opção pela cirurgia é questionada. Há quem defenda o direito dos deficientes à maternidade ou paternidade. Como o exercício desse direito vai depender bastante da participação da família, sua disposição em assumir mais esse encargo tem de ser considerada.

Seja como for, a decisão por um ou outro método depende de uma avaliação de cada caso em particular, seguida de uma visita ao ginecologista. Então, o médico, a família e o próprio deficiente – quando seu nível de amadurecimento permitir – podem fazer uma escolha em conjunto. Se o deficiente tiver capacidade de entender, é importante que receba explicações detalhadas a respeito de como o método vai agir no seu corpo, especialmente na hipótese de uma cirurgia, para não alimentar falsas expectativas.

O fundamental é criar um espaço em casa ou na escola para falar de fecundação e da necessidade de evitar a gravidez. Advertimos sobretudo aqueles pais cujo grande problema é confundir o ato de dar informação com o de dar permissão para o sexo. Informando, eles estão conscientizando seus filhos de um risco, não estão autorizando nada. A filosofia que deve nortear um trabalho de contracepção é fazer com que o deficiente compreenda que naquele momento (ou talvez nunca) não dá para ter filho. Uma criança precisa de acompanhamento no estudo e numa série de outras atividades que ele é incapaz de fazer sozinho.

ABUSO SEXUAL, INCESTO E ESTUPRO

> *Luciana, de 19 anos, deficiente intelectual, morava num sobrado com a tia e trabalhava numa lavanderia próxima dali. Certo dia, um jovem pintor foi contratado para fazer pequenos reparos na casa. Aos poucos, ele foi conquistando a confiança dela e os dois ficaram amigos: Luciana o ajudava a lidar com as rabugices da tia, e ele retribuía, fazendo gentilezas e a protegendo de confrontos com pessoas que eram hostis à sua condição de deficiente. Uma noite, o rapaz chegou embriagado e, sentindo-se só e carente, dirigiu-se ao quarto dela. Convidou a garota para dançar. O abraço evoluiu para carícias que culminaram num ato sexual. Luciana, embora não soubesse o que fazer e achasse tudo aquilo muito estranho, não resistiu. Apenas se deixou levar. Na manhã seguinte, o pintor tomou consciência de que havia cometido um erro: usado uma garota ingênua para satisfazer suas necessidades, embora não tivesse a menor intenção de compartilhar a vida com ela. Decidiu se afastar. Luciana não conseguia entender a razão deste afastamento. Não achava que tinham feito algo errado. E se dispôs a levar avante a gravidez que resultou daquele encontro, afirmando que o filho era muito importante para ela.*

O abuso sexual cometido contra adultos e crianças deficiência intelectual é uma realidade e acontece em número muito maior do que podemos imaginar. Os registros são escassos porque os deficientes não denunciam seus agressores. E, mesmo que o fizessem, dificilmente a Justiça lhes daria crédito. Caracteriza-se por abuso sexual toda atividade sexual (nudez, exibição dos órgãos sexuais, carícias, toques, penetrações digitais, sexo oral, vaginal, anal, grupal, *shows* e filmagens pornográficas) na qual a vítima é forçada fisicamente ou coagida verbalmente a participar, sem ter a capacidade emocional ou cognitiva para consentir ou julgar o que está acontecendo. Trata-se de um problema seriíssimo a respeito do qual a família e a instituição precisam tomar consciência.

Ao contrário do que muitos acreditam, a literatura mostra que o deficiente intelectual geralmente é a vítima, nunca o agressor. E mais: que o autor do abuso, na maioria das vezes, não é um estranho, mas uma pessoa conhecida. Pesquisas americanas apontam, entre os agressores, pais, padrastos, irmãos, professores e outras pessoas que pertencem ao ciclo familiar ou que se responsabilizam por seus cuidados nas instituições onde ficam internados. Portanto, são adultos que gozam da confiança do deficiente. Aí é que reside o grande problema.

O deficiente intelectual nem sempre se sente agredido ou abusado. Muitas vezes, em função do estímulo sexual e da dificuldade de decodificação de tais estímulos e dos motivos e intenções das pessoas que o provocam, pode ter uma reação de aceitação e interpretar o gesto como uma atenção a ele. Esse é o perigo! Na infância, de uma forma geral, quando os jogos sexuais são praticados por crianças da mesma faixa etária, não comprometem o desenvolvimento. Entretanto, se esses jogos forem executados, por exemplo, entre um menino de 8 anos e um adolescente, é bem provável que ocasionem danos psicoemocionais ao menor, em função da diferença de interesses de ambos em face desses jogos. Acredito que esse mesmo raciocínio pode ser aplicado aos casos de abuso sexual em deficientes. Embora apresentem um corpo de adulto, certamente seus interesses são distintos dos de um adulto sem deficiência com o qual se relacione sexualmente.

> Depois de 20 anos de um casamento não muito feliz, a dona de casa Marlene já não se interessava em manter relações sexuais com o marido. Mas, por medo de que ele arranjasse outra mulher fora de casa, ela não se esquivava do ato quando ele a procurava com esta intenção. Até que encontrou o que parceria a solução ideal. Sua filha de 20 anos, com síndrome de Down, andava muito nervosa e inquieta, às voltas com os impulsos sexuais. Para acalmá-la, Marlene sugeriu ao marido que passasse a ter relações sexuais com a garota. O marido concordou. Desde esse dia, em vez de procurar a esposa para satisfazer suas necessidades sexuais, ele começou a procurar a filha.

Outra questão bastante delicada é como resolver as necessidades sexuais do deficiente intelectual. Muitas pessoas cometem erros porque interpretam as necessidades deles segundo seus próprios referenciais. E, assim, podem propiciar uma relação sexual, achando que estão fazendo um bem, quando essa nem sempre é a melhor solução.

Há profissionais que orientam a família para ensinar o deficiente a se masturbar ou fazer isso por ele, para dar vazão à sua excitação e acalmá-lo. A pessoa, no caso, funcionaria como ego-auxiliar. A mãe é ego-auxiliar do bebê, alimenta, troca suas fraldas, cuida de sua higiene, faz uma série de coisas que o bebê é incapaz de fazer, mas que são necessárias para sua sobrevivência. O deficiente, incapaz de solucionar seus impulsos sexuais, poderia receber esse tipo de ajuda de, digamos, um instrutor sexual.

Todavia, esse caminho é controverso porque a pessoa escolhida para auxiliar o deficiente teria de ter um nível de consciência muito superior para não tirar proveito da situação nem se envolver na trama sexual, o que é bastante complicado. Além disso, na nossa sociedade é difícil absorver atos como esses. Temos valores arraigados contra o incesto e preconceitos que nos impedem até de admitir que os deficientes tenham necessidades sexuais. Disso tudo resulta um grande bloqueio. Por essa razão, a maioria dos médicos acaba receitando tranquilizantes para acalmá-los.

A prevenção de abusos sexuais não é simples, justamente pelo fato de que, às vezes, os deficientes são tão carentes que até gostam de ser tocados. Se forem forçados a fazer algo que não queiram (nesse caso, configura-se o estupro), mesmo que não haja dano físico, eles vão reclamar. De alguma forma, o estupro acaba sendo mais explícito, por isso os deficientes são muito mais abusados do que estuprados. Aliás, as vítimas prediletas são aqueles menos comprometidos intelectualmente, por não apresentarem sinais físicos de comprometimento. Ainda que sejam coagidos por meio de chantagens emocionais, existem possibilidades de o abuso vir a ser descoberto. Mas, se forem seduzidos por alguém de sua confiança, vai ser difícil saber. E, se eles contarem, muito provavelmente o episódio será relatado como uma coisa boa.

O importante é conversar com o deficiente intelectual, alertando sobre a possibilidade de ele sofrer um abuso e reforçando o direito que tem quanto ao próprio corpo. Não precisa permitir que ninguém o toque se não quiser. Porém, dependendo do nível de comprometimento, a melhor forma de protegê-lo é a supervisão. Deve-se tomar o máximo de cuidado na escolha das pessoas, escolas e instituições, certificar-se de que os profissionais são habilitados e conscientes e ficar atento a qualquer mudança de comportamento que eventualmente possa ocorrer.

ASSÉDIO DE DEFICIENTES INTELECTUAIS

Norma, professora de Português de uma escola especial, era muito atenciosa e complacente com seus alunos. Um deles, porém, a perturbava muito. Já não sabia como agir em face das perguntas indiscretas que Sérgio, deficiente intelectual, fazia na hora da aula. E ficava desconcertada quando ele se aproximava por trás, tentando roçar seu corpo no dela. Além de sentir dificuldades para desviar o interesse do rapaz, não conseguia retomar o que estava ensinando no momento. Perguntaram-lhe por que não tinha uma reação mais enérgica para colocar limites. Norma respondeu: "Coitado, ele já sofre tanta discriminação. Uma atitude como essa poderia levá-lo a pensar que o estou rejeitando".

Perguntas, propostas e mesmos atitudes inconvenientes, repetidas com uma insistência intempestiva, fazem parte do dia a dia de quem lida com o deficiente intelectual. Contudo, diferentemente do que interpretam as vítimas de tais aborrecimentos, esse tipo de comportamento não caracteriza um assédio sexual. Pelo menos, não segundo a conceituação clássica. O assédio embute em si mesmo uma intencionalidade baseada na presunção de um fato aparente que, por vaidade ou poder, faz com que um sujeito se sinta autorizado a exigir que o outro o agracie. A atitude aqui caracterizada seria mais bem definida como importunação.

    Seja como for, quando atinge a idade cronologicamente adulta, o deficiente intelectual, é visto, em atividades com qualquer conotação sexual, como uma ameaça. Isso é decorrente do motivo de sempre: o adulto sem deficiência tende a julgar as ações da pessoa com deficiência intelectual com base na sua própria experiência. Daí, incorre em erros diante de situações que poderiam ser facilmente contornadas e ter uma ação positiva para a adequação do deficiente.

Alguns gestos confundidos com assédio, como, por exemplo, querer abraçar ou beijar alguém desconhecido na rua, podem ser evitados com uma orientação adequada. Para isso, deve-se ter consciência de que essa atitude não é fruto de perversidade. As causas desse comportamento são outras: desde as mais ingênuas, como curiosidade e manifestação afetiva própria da idade mental em que o deficiente se encontra, até as decorrentes das falhas dos adultos, como falta de limites ou incompreensão do significado do seu gesto para com o outro.

Cabe aos familiares e ao profissional a obrigação de colocar limites e explicar as consequências dessas atitudes para suas relações pessoais e sua socialização. Mais uma vez, vale ressaltar que isso não é incorporado da noite para o dia. Resulta da persistência e da paciência de quem convive com o deficiente. Portanto, é necessário apostar no investimento pessoal dele.

Outro aspecto importante é a confusão que muitas pessoas fazem entre rejeição e colocação de limites. Rejeição é não levar o deficiente em conta, desprezá-lo. Colocar limites é viabilizar a aquisição de parâmetros e um referencial de condutas, dois instrumentos importantes para a inserção social. O deficiente intelectual não precisa de piedade, mas de compreensão da sua condição e esclarecimentos convincentes para adequar seu comportamento. No exemplo acima, se a professora não colocar limites para se ver livre da situação embaraçosa que a deixa impotente, tenderá a fugir do rapaz. Tudo isso vai culminar num sentimento de rejeição. Irônico, não? Mas é a realidade.

Também é indispensável, nestas circunstâncias, fazer um diagnóstico do uso do comportamento sexual. Ter aulas de Português para quem apresenta dificuldades de alfabetização talvez seja algo muito sofrido e difícil de encarar. Desconcertando a professora, o aluno em questão atinge vários objetivos: a aula é interrompida, ele não aprende e os outros colegas também não.

O fundamental é que a pessoa envolvida tenha tranquilidade e encontre condições para avaliar devidamente o que leva o deficiente a ter tal comportamento. Então, ela pode definir qual é a atitude mais pertinente a ser adotada.

PALAVRAS FINAIS

VISTA ISOLADAMENTE, A SEXUALIDADE TEM SEU VALOR LIMITADO, isto é, é reduzida ao prazer do corpo e às suas manifestações genitais. No entanto, quando inserida nas circunstâncias de vida de uma pessoa, distingue-se sua participação intensa no desenvolvimento de cada ser humano. A deficiência não é uma doença, é um estado consequente de diversos infortúnios que acarreta um comportamento mental que poderá ser potencializado ou diminuído, conforme o posicionamento da sociedade. E por quem é formada a sociedade? O momento é de ampliar a visão da sexualidade e compreender que nas pessoas com deficiência intelectual ela é igualmente importante, embora se processe de forma diferente.

A finalidade deste livro é fazer com que educadores e familiares reflitam sobre a sexualidade no deficiente como um instrumento que propicia experiências indispensáveis ao crescimento pessoal, à autonomia e ao desenvolvimento da individualidade. A ideia é olhar para ela como um caminho para ampliar o referencial e a capacidade de cada um. E, assim, evitar que, por medo, angústia, preconceito ou ansiedade de quem presta cuidados, se torne mais um fator a restringir suas alternativas de experiências e podar seu crescimento. Sem conhecimento técnico correto, abordagem adequada e análises honestas dos sentimentos e valores, o educador poderá deixar de ser um elemento transformador para se tornar um instrumento de atrofia pessoal e social.

Durante a realização deste livro, quis chamar a atenção de pais e profissionais para a possibilidade de melhorar a qualidade de vida das pessoas com deficiência intelectual. É imprescindível que acreditem que estes indivíduos possuem personalidade, preferências e, o mais importante, um potencial a ser desenvolvido. Isto não quer dizer que investir neles garante ou pode colocá-los num grau de desenvolvimento intelectual igual ao de quem não tem comprometimento. Não! Mas, certamente, um deficiente que tem a oportunidade de usufruir de um ambiente adequado poderá desenvolver outras fontes de prazer e gratificação, além das de ordem sexual.

Pedro, deficiente intelectual de 17 anos, era o que se pode chamar de um aluno endiabrado. A grande maioria dos professores da escola especial onde estudava não sabia como lidar com ele. Trancava as meninas nos armários, tentava agarrá-las ou tocá-las, masturbava-se onde não era permitido, falava pornografias. Não tinha o menor respeito por ninguém. Todo o dinheiro que conseguia juntar gastava em casas de prostituição. Como tinha boa desenvoltura, sabia ler e lidar com valores, a direção da escola resolveu lhe dar uma oportunidade: contratou o rapaz como office-boy. A partir do momento em que passou a sentir útil, fazendo algo de que gostava, seu comportamento mudou completamente. Tornou-se uma pessoa extremamente adequada. Chegava até a corrigir os outros meninos que diziam obscenidades. A sexualidade deixou de ser o foco central de sua vida. Agora, ele tinha outros meios para se autoafirmar, inserir-se no contexto social e se sentir valorizado.

BIBLIOGRAFIA

AMARAL, L.A. *Do Olimpo ao Mundo dos Mortais ou Dando Nome aos Bois*. São Paulo, Edmetec, 1988.

ASSUMPÇÃO, F.B. Jr. & SPROVIERI, M.H. Los Aspectos Epidemiologicos de la Deficiencia Mental. *Acta Psiquiátri. Psicol. Amér. Lat.*, vol. 33, p. 296-304, 1987.

BRAGANTE, L.A. Sexualidade. In: *Amor e Sexualidade: A Resolução dos Preconceitos*. São Paulo, Gente, 1994, p. 86-91.

CHAMBERLAIN, A. et al. Issues in Fertility Control for Mentally Retarded Female Adolescents: Sexual Activity, Sexual Abuse, Contraception. *Pediatrics*, vol. 73, nº 4, 1984.

CONSTANTINE, L.L. & MARTINSON, F.M. *Sexualidade Infantil: Novos Conceitos, Novas Perspectivas*. São Paulo, Roca, 1984.

DIAS, V.R.C.S. *Sexualidade: Como o Psicodrama Teoriza e Trabalha*. São Paulo. Palestra realizada na Sociedade de Psicodrama de São Paulo, 1992.

ELKINS, T.E. et al. A Model Clinic Approach to the Reproductive Health of the Mentally Handicapped. *Obstetrics Gynecology*, vol. 68, nº 2, p. 185-88, 1986.

ERICKSON, E.H. *Identidade, Juventude e Crise*. 2ª ed. Rio de Janeiro, Guanabara, 1987.

ERICKSON, E.H. *Infância e Sociedade*. 2ª ed. Rio de Janeiro, Zahar, 1976.

EVANS, A.L. & MCKINLAY, L.A. Sexual Maturation in Girls with Several Mental Handicap. *Child: Care, Health and Development*, vol. 14, p. 56-69, 1988.

FONSECA, J.F. *Sexualidade: Desenvolvimento da Sexualidade, Comentários a Propósito das Terapias Sexuais, Homossexualidade, Tipos de Prática Sexual, Sociometria do Sexo*. Documento mimeografado, São Paulo.

FOXX, R.M. & MCMORROW, M.J. Teaching Social / Sexual Skills to Mentally Retarded Adults. *American Journal of Mental Deficiency*, vol. 89, n° 1, p. 9-15, 1984.

GHERPELLI, M.H.B.V. Direito ou Renúncia à Sexualidade: Uma Experiência de Orientação Sexual com Jovens Limítrofes. *Revista Brasileira de Sexualidade Humana (S.B.S.H.)*, vol. III, n° 2, p. 147-53, 1992.

GHERPELLI, M.H.B.V.; BURALLI, K.O.; ROSENBURG, C.P. Proposta de um Programa de Orientação Sexual para Escolas Infantis e de 1° e 2° Graus. *Revista Brasileira de Sexualidade Humana (S.B.S.H.)*, vol. III, n° 1, p. 46-55, 1992.

JAGSTAIDT, V. *A Sexualidade e a Criança*. São Paulo, Manule, 1987.

LIPP, M.N. *Sexo para Deficientes Mentais: Sexo e Excepcional Dependente e Não Dependente*. São Paulo, Cortez Editora, 1981.

MADARAS, L. & MADARAS A. *O Que Está Acontecendo com o Meu Corpo? Manual de Crescimento para Mães, Pais e Filhos (Especial para Garotas)*. Rio de Janeiro, Marco Zero, 1985.

MADARAS, L. & SAAVEDRA, D. *O Que Está Acontecendo com o Meu Corpo? Manual de Crescimento para Mães, Pais e Filhos (Especial para Garotos)*. 2ª ed. Rio de Janeiro, Marco Zero, 1985.

MANNING, S.A. *O Desenvolvimento da Criança e do Adolescente: Guia Básico para Autoinstrução*. São Paulo, Cultrix, 1977.

MONTAGU, A. *Tocar: O Significado Humano da Pele*. 2ª ed. São Paulo, Summus, 1988.

MORENO, C.S. Upa, Upa, Vamos. Histórias de um Cotidiano. *Revista do Secretariado Nacional de Reabilitação – Centro de Documentação e Informação Técnica*. Lisboa, Portugal.

OUTEIRAL, J.O. *O Adolescente Bordeline*. Porto Alegre, Artes Médicas, 1993.

PINCUS, S. Sexuality in the Mentally Retarded Pacient. *American Family Physicians,* vol. 37, n° 2, p. 319-23, 1988.

PINEL, A.C. A Restauração de Vênus de Milo: dos Mitos à Realidade Sexual da Pessoa Deficiente. *In: Educação Sexual: Novas Idéias, Novas Conquistas.* Rio de Janeiro, Rosa dos Ventos, 1993.

POSSE, F & VERDEGUER, S. *La Sexualidad de las Personas Discapacitadas.* Buenos Aires, Fundación Creando Espacios.

SNOW, D. Teaching Clients About Sexuality. *Nursing Times,* vol. 87, n° 2, p. 319-23, 1988.

VERDE, J.B.; GOVIGLI, G.; VALGIMIGLI, C. *La Sexualidad del Deficiente.* Barcelona, Ediciones CEAC, 1988.

ESTA OBRA FOI IMPRESSA PELA
SERMOGRAF EM AGOSTO DE 2016